食物アレルギーは生活習慣病

家庭でできる予防と養生

中川静紀＋山本智子＋二瓶敦子［著］
医学博士　　薬剤師　　管理栄養士

合同出版

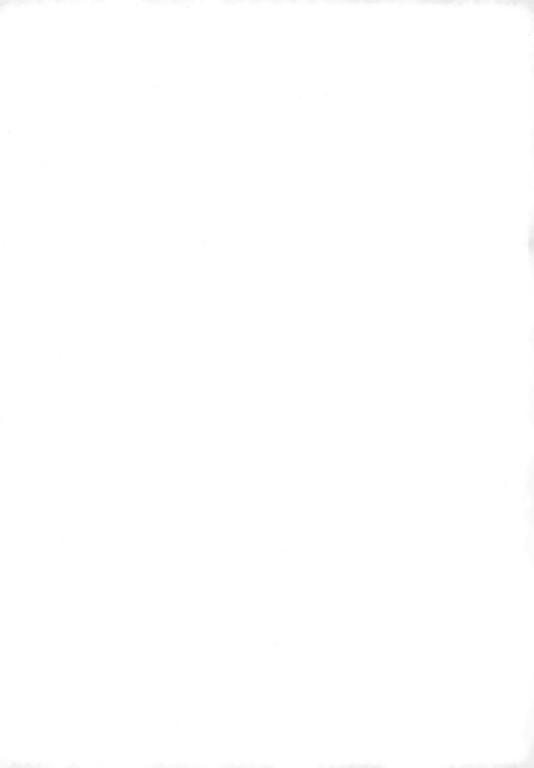

目次

はじめに

第1章　アレルギーの基礎　　13
　■食物アレルギーとはどのような病気？
　■わが国の食物アレルギーの現状
　■食の変遷と食物アレルギー
　■いろいろな型がある食物アレルギー
　■教育の場で進みつつあるアレルギー対策

第2章　生体防御・免疫系の仕組みと役割　　31
　■生体防御・免疫系とは
　■主な免疫細胞とその役割
　■異物の侵入・認識から排除までの過程
　■自然免疫系による生体防御
　■免疫細胞の異物の認識とその防御法
　■獲得免疫系（後天性抵抗性）による生体防御
　■食物アレルギー（Ⅰ型、即時型アレルギー）の発症の仕組み
　■Ⅰ型アレルギーと炎症との相違点、類似点
　■過剰・異常な免疫反応を制御する仕組み

第3章　免疫臓器としての消化管　　57
　■腸管の構造と2つの役割
　■腸に備わっている特殊な免疫機能とその制御の仕組み
　■腸管免疫の要　パイエル板の構造と機能発現の仕組み

第4章　食の現状と食物アレルギー対策　　67
　■わが国の食を取り巻く環境
　■食品関連法・制度の概要と食の安全確保上の課題
　■現行の表示制度と新食品表示法の概要
　■アレルギー表示が必要な食品と記載が不要な食品

- ■特定原材料に含まれるアレルゲン（たんぱく質）とその特性
- ■準特定原材料のアレルゲンとその特性
- ■国の指定はないが、アレルギー誘発性が知られている食品・原材料
- ■食物アレルゲンの分類とアレルゲン間の交差性
- ■食品に含まれるアレルギー様の症状を引き起こす物質（仮性アレルゲン）
- ■適正な食品表示、情報提供が食による健康危害を減少させる

第5章　家庭でできる食物アレルギー対策　107

- ■まずは日常生活の見直しから
- ■食物アレルギーの予防や症状改善のための生活とは
- ■アレルギーの予防や症状の軽減が期待できる食品・食成分と注意すべき食品
- ■脂質摂取の現状と食用油に含まれる脂肪酸の種類
- ■妊娠・授乳期における注意点、留意事項
- ■離乳時の注意点
- ■食生活以外でアレルギー予防や症状の軽減に役立つ方法
- ■合氣道による心身の鍛練とアレルギーの予防・改善作用
    - ・合氣道とは
    - ・心身のリラックス法
    - ・「ワンネス」の意識
- ■組織・臓器間の連携の乱れが食物アレルギー発症リスクを高める
- ■アレルギー（様）の症状が現れた場合の対処法

あとがきにかえて

参考資料

著者紹介

装幀―合同出版デザイン室
組版―酒井広美

はじめに

　食物アレルギーは病原菌やがん細胞などから身を守るために備わっている生体防御・免疫系が食品に過剰・異常に反応して起きる病気です。このように免疫系を介して発症する病気を総称してアレルギー（性）疾患と呼び、そのなかには食物アレルギーや花粉症、アレルギー性鼻炎、アトピー性皮膚炎などから難病に指定されている関節リウマチや膠原病、自己免疫性溶血性貧血などの多様な病気までが含まれています。

　そのため、アレルギー疾患は関与する抗体やリンパ球の種類、発症・反応様式の違いなどをもとにわかりやすくいくつかの型・グループに分類されています。そのなかで食物アレルギーの大部分は今日汎用されている分類（ゲルらのⅠ～Ⅳの４つのアレルギー型）ではⅠ型（即時型、アナフィラキシー型）に属し、花粉症やアレルギー性鼻炎などと同様にIgE抗体が係わって発症する病気です。

　一般的にアレルギーという場合はこのⅠ型に分類される疾患のことで、同じ免疫機能の異常・過剰反応によって起きる病気であっても、自己抗原（自分自身）に対する免疫反応が原因で発症する関節リウマチや膠原病などの自己免疫疾患とは区別されています。

　食物アレルギーといえば、一昔前までは主に幼少期の限られた時期に見られる比較的軽い病気であると考えられていました。しかし、最近では母乳や牛乳が原因で起きる特殊な乳幼児アレルギーやよく知られている小児型のものとは原因や発生機序及び現れる症状などが異なる成人型の食物ア

レルギーが増加するなど、既存の方法では対処することが難しくなってきています。また、複数の食品でアレルギーを起こす人や重症化する人が増加するなど最近では複雑で危険、侮れない病気と捉えられるようになってきています。

　わが国に食物アレルギー患者がどれほどいるのかはこれまで全国的な規模での疫学調査があまり行われてこなかったため正確にはわかっていませんが、今日乳児の10％、3歳児では4〜5％、小・中学生の2〜3％、成人では1〜2％程度が何らかの食品にアレルギーを持っていると推測されています。

　しかし、東京都が2009年度に行った3歳児を対象にした調査では、飲食物でアレルギーを起こしたことがある子が21.6％、医師から食物アレルギーと診断された子が14.4％もいたことが報告されています。また、リウマチ・アレルギー疾患の高度専門医療施設に指定されている国立病院機構相模原病院の専門医の報告では食物アレルギー患者の9.2％が成人期以後に新たに発症する成人型のものであり、受診していない人を含めるとすでに成人型の患者が相当数いることが示されるなど、食物アレルギーは早急な対策が求められる病気になっています。

　なぜ、食品が原因でアレルギーを起こす人が最近になって増えてきているのでしょうか。その答えを導き出すことは容易なことではありませんが、同じ食品を食べてもすべての人がアレルギーになるわけではないことから、食品だけが原因で起きる病気でないことは明らかです。

　今日では食物アレルギーの発生に、急速に変化した食事内容や生活習慣・様式、地球的規模で進行している環境汚染、社会組織・構造の複雑化に伴う心身ストレスの増大・蓄積など、多様な因子が係わっていると考えられています（表①参照）。また、原因食品を口にしなくても不安や不快感、緊張、あるいは想像するだけでもアレルギー（様）症状が現れることがあること、

表①　アレルギー患者の増加、症状の増悪に繋がると考えられる原因・事象

①複雑化、多様化した社会環境などから受ける精神的・肉体的ストレスの増加、蓄積
②食習慣・生活様式の急速な変化：【摂取エネルギーに占める脂質比率の増加や脂肪酸の不適切な摂取割合(n(ω)3とn(ω)6系不飽和脂肪酸との摂取比率の拡大など)、緑黄色野菜・根菜類の不足、離乳の早期化など】
③加工食品の増加：【多種・多様な食品添加物の長期間の摂取】
④環境汚染に伴う食品の汚染：【微量有害物の意図しない長期、継続的な摂取】
⑤環境衛生の改善及び強すぎる衛生意識に伴う微生物や寄生虫との接触機会の減少
⑥①〜④に伴う消化器系・内分泌系・神経系・代謝系などの機能異常、生体恒常性機能の乱れ

胃腸の調子がよくない時にはとくにアレルギーが起きやすくなる傾向が見られることなどが知られています。これらのことは心身機能・活動状態がアレルギー（様）症状の発現や増悪化などに深く係わっていることを示しています。

　食物アレルギーはこのように生活習慣や社会生活、心身状態、遺伝的素因などの多様な要因が複雑に係わり合って起きる病気であることから、今日社会問題化している生活習慣病（食事や運動習慣、休養、喫煙、飲酒などの生活習慣がその発症・進行に関与する疾患群）、あるいはその色合いが濃い病気と位置づけることができます（参考文献：中本真理子ら、2010）。

　食物アレルギーは多くの変動・不確定要因が複雑に影響し合って発症する病気で、特定の食品を食べた一部の人に発症し、また発症した人がすべて同じような経過をたどり終息するものではありません。さらに、アレルギー患者でも原因となる食品やその調理法、摂取量、あるいはまたその時々

の体調などが違えばまったく異なる経過をたどり、何の症状も現れてこないことさえあります。このように多くの因子が複雑に係わっている食物アレルギーは、アレルギー疾患の中で最も調査・研究が遅れているといわれ、また、発症に未解明な点が多い免疫学的な機序が係わっていることも病気の解明を困難なものにしています。

　食物アレルギーは患者数が年々増加し、また重症化する人も増えている病気ですが、専門医（日本アレルギー学会から認定を受けた専門医。2015年1月現在3,084名）が不足した状態が続いています。多くの医療機関では今なお原因食品の除去と患者の容態を見ながらの対症療法が治療の中心で、重症者を除いて多くの場合投薬を受けながらの自宅療養が基本になっています。

　さらに、予防に至っては食物アレルギーが社会問題化するほど患者が年々増加しているにもかかわらず、国や地方自治体、医療機関などが中心になって啓発のための教育・研修などを系統立てて実施しようという計画もありません。そのため、多くの消費者は食物アレルギーの現状や何を基準にして食品を選別すべきか、生活上の注意事項やその理由などもよくわからずに日々暮らしていると思われます。

　今日、食物アレルギーは対応が難しい病気のように考えられていますが、生活習慣病あるいは生活習慣病の色合いが濃い病気と位置づければ、正しい知識・情報があれば、限界があるにせよ、対応が可能な病気になります。なぜなら、生活習慣病に関しては国が総力を挙げて患者の減少を目指すための取り組みを30年以上も前から進め、関連する資料・情報が多数集積されているからです。また、その有効性を示す報告も見られます。

　この国策（健康日本21など）を参考にすれば、医療担当者（医師や看護師、薬剤師、栄養士など）の援助・協力は必要になりますが、自分に合った予防や症状改善のための対策をいろいろと考え、日々実践すれば満足で

きる効果が得られることは明らかです。

　食物アレルギーの発症に遺伝的素因（体質）が係わっていることは今や明らかです。そのため家族や親類にアレルギー患者がいる人は何をしても無駄であると考えがちですが、そのようなことはありません。素因を持つ人すべてがアレルギーになるわけではなく、また、素因とは関係なくアレルギーに悩む人も大勢います。このことは持って生まれた遺伝的素因よりも日々の生活習慣・様式や労働・社会環境などを通じて受ける後天的な因子の方が食物アレルギーの発症や病態などに大きく影響を与えるものであることを如実に物語っているからです。

　ただし、アレルギー体質・素因を持つ人は日常的な心身の健康管理を怠らないことが重要です。とくに注意が必要なことは、原因になる食品の摂取・接触を避けることはもちろん、不快で強く、また弱くても継続的に負荷される質の悪いストレッサー（心身を歪んだ・ストレス状態に陥らせる原因・事象）に伴う心身機能の乱れが生じないようにして暮らすことです。また、混乱・異常をきたした心身機能の回復を素早く図る努力をすることが大切です。

　暮らしの中には質の悪いストレッサーはいくつもあります。健康な人でも精神・心理的なストレッサーは気づかないうちに心身機能を徐々に歪ませ、日々増大・拡大していくものです。そのことに気づき、早いうちに解消・軽減化を図ることが重要です。なぜなら、脳・神経機能の歪みはアレルギーの誘発に深く係わっている免疫系や消化器系、内分泌系などの機能異常を引き起こし、これらの臓器・組織間で絶えず行っている情報交換・伝達網をも混乱させ、ついには健康維持のための恒常性機能まで異常な状態に陥れてしまうおそれがあるからです。

　このような体内環境をつくりださないようにするためには、心身ストレス（疲労）は日々確実に蓄積するものであることを前提にして暮らすこと

です。そのためには、心身の疲労を自覚しなくても必要な栄養素の摂取や不足している機能性成分の補充を行い、また自分に合った適度な運動、喜びや楽しみなど安らぎ・癒しに繋がる時間を忙しくても必ずつくることです。

　このような食事、運動、休養の三要素を日常生活の中にうまく取り入れて日々暮らすことが生活習慣病を予防し、また生活の質を向上させるための有効策であることはすでに科学的にも裏付けられています。

　今日健康や食に関する情報・資料はいくらでも簡単に入手することができます。しかし、そのすべてが公正・公平で科学的なものであるとは限りません。情報・資料は公的組織・機関や大学などが開設したサイトや関連の書籍、雑誌など信頼のおけるところから入手することです。

　このように国民・消費者の1人ひとりが日々レベルアップを図りつつ、今日国が求めているように医療担当者とともに医療（セルフケア、セルフプリベンション、セルフメディケーションの実施）に積極的に参加することが食物アレルギーの予防や症状の軽減化を図るためにも必須のことになります。

　そして、自らが得た知識・情報をもとに国や事業者など食に係わる利害関係者間の意見・情報交換の場（関連行政機関や企業・事業者、消費者など食に係わる関係者が一堂に会して行うリスクコミュニケーション）に参加、課題・問題点の共有や相互理解などを図ることができれば食の安全確保がより現実味を増し、食物アレルギーなど食に伴う被害の発生を効果的・効率的に減少・回避することが可能になってきます。

　自らが獲得・蓄積した知識・情報は食物アレルギーの予防だけではなく治療を受ける際にも必要で、医療担当者からの病状説明や治療方針、注意や指示内容が理解できることで的確な対応ができるなど、相互の意思疎通の確立や信頼関係を築くための有用な道具になります。また、医療担当者

から受けた指示やアドバイスを正確に受け止め、治療効果を高めるためにも不可欠なものです。

　本書では食物アレルギーへの理解を深め、予防や症状の軽減化などに役立つと考えられる7つのテーマを取り上げました。
・食物アレルギーの現状とアレルギー発生機序
・生体防御・免疫系とアレルギー
・アレルギー誘発物質（アレルゲン、抗原、異物）
・アレルギーを抑制することが期待できる食成分
・アレルギーと消化管の機能（腸管免疫）
・食品表示に係わる法・制度の現状と問題点
・日常生活での注意点及び心身の鍛練法

　さらに詳しい内容を知りたい時には末尾の文献、参考資料に示した文献や雑誌、書籍、行政組織や大学並びに公的研究機関のホームページなどをご覧ください。

　本書がアレルギーに悩む方々の参考になれば幸いです。

執筆者を代表して　中川静紀

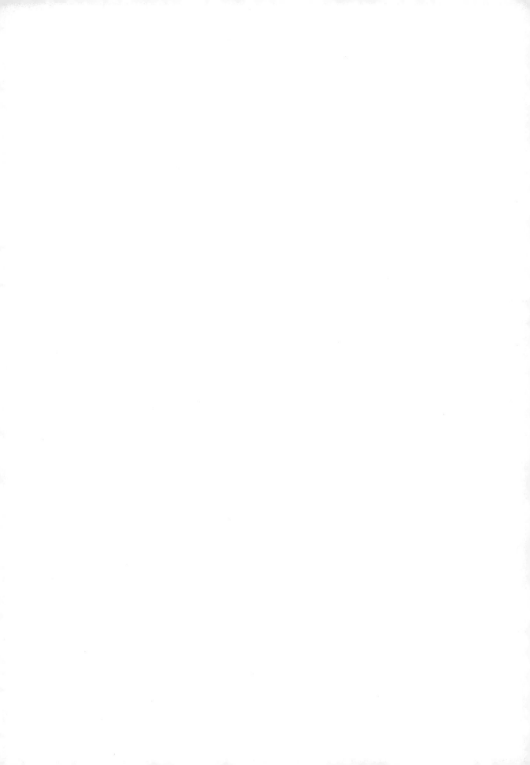

第 1 章　アレルギーの基礎

■食物アレルギーとはどのような病気？

　飲食物が原因で健康を害するのは誰しも年に何度かは経験することです。表②は食品が原因で起きる病気についてまとめたものですが、食中毒のように食品を摂取した人全員が被害の対象になるものと、一部の人だけが発症の危険にさらされるものとに大きく分類することができます。
　食物アレルギーは食品を食べた一部の人だけに起きる病気で、通常は異物とは認識されない特定の食品・食成分に対して免疫系が過剰に反応して発症する病気です。
　ちなみに、乳糖不耐症も食物アレルギーと同様に牛乳を摂取した一部の人に腹痛や下痢、発疹、発赤、痒み、頭痛などの症状が現れます。たしかに、原因食品や現れる症状、発症に至るまでの時間経過などは両者でよく似ていますが、乳糖不耐症は乳糖による直接的な作用によるもので、免疫系とは無関係に発症するため食物アレルギーとは異なる病気です（表②参照）。

　食物アレルギーは主に、生存や活動に必須の栄養素であるたんぱく質（アレルゲン、抗原物質などともいう）に対する過剰な免疫反応が原因で起きる病気で、食後短時間（ほとんどのものが食後数分から30分以内）で症状が現れ、比較的短時間のうちに回復・終息するといった軽いものが大半です。しかし、ある日突然発症して重篤な症状が現れる危険性があるため、決して侮ってはいけない病気です。
　食直後に軽度な発赤・発疹や、痒みなどの症状が皮膚や粘膜に局所性、一過性に現れるだけであれば慌てることはありませんが、広範な浮腫や充血、涙液・唾液分泌亢進、イガイガ感、咳などが見られ、また継続するような時には早急な対応・処置が必要です。さらに、悪心・嘔吐・下痢、息苦しさや動悸、意識障害など循環器系や神経系、全身性の症状などが現れた時はまさに危険な状態です。
　ちなみに、複数の臓器に症状・傷害が現れた状態をアナフィラキシーと

表② 飲食物が原因で起きる病気とその対象者、原因物質、発症機序、症状など

被害の対象者	原因物質	発生機序、現れる症状、疾患名 など	
食べた一部の人	・食物アレルゲン（主にたんぱく質）	・食物成分（抗原、アレルゲン：アレルギーの原因物質）への過剰な免疫反応でアレルゲンと主にIgE抗体との抗原抗体反応で発症する	食物アレルギー
	・乳糖	・乳糖分解酵素の欠如、相対的な不足による腹痛、下痢など	乳糖不耐症
食べた人全員	・病原菌及びその産生毒素 ・動植物固有の毒素や刺激性成分	・有害成分による胃腸や腎臓、脳・神経などの機能障害、壊死 ・軽症では腹痛、下痢、おう吐などの消化器系の症状が主。重篤例では血便、脳・神経症状、高熱、昏睡 など	食中毒
	・仮性アレルゲン（95ページ表㉑参照）	・食品に含まれるヒスタミンやチラミンなどによる直接的な細胞刺激作用（免疫系の関与なし） ・発疹、発赤、痒み、腫れなどのアレルギー様症状発現	炎症性疾患

いい、さらに進むとショック状態（アナフィラキシーショック）に陥り、急激な血圧低下や呼吸困難などにより死に至る危険性がより高まります。

　免疫学的な機序が係わって発症する病気を総称してアレルギー疾患（広義のアレルギー）と呼びますが、食物アレルギーや花粉症、アトピー性皮膚炎から関節リウマチや膠原病などの難病までさまざまな病態を示す病気が含まれています。そのため、今日では反応様式や作用する因子などの違いによりアレルギー疾患はわかりやすくいくつかの型に分類されています。

　今日汎用されている分類に基づけば、食物アレルギーはⅠ型（即時型）に属し、花粉症などと同じくIgE抗体が係わって発症する病気です（表③参照）。一般的にアレルギーというとこのⅠ型に分類されている病気を指します。また、自己免疫性溶血性貧血や膠原病など自分自身の細胞・組織（自己）などを免疫細胞が異物と認識して攻撃したことで起きるⅡ～Ⅳ型のアレルギー疾患の多くは自己免疫疾患と呼び分けられています。

第1章　アレルギーの基礎

表③　アレルギーの分類とその概要

	Ⅰ 型	Ⅱ 型	Ⅲ 型	Ⅳ 型
反応の様式	即時型（アナフィラキシー型）	細胞傷害型（過敏型）	免疫複合型（アルサス型）	遅延型（ツベルクリン型）
作用する因子	液性免疫(免疫抗体)			細胞性免疫
	IgE（レアギン）	IgG,IgM	IgG,IgM（免疫複合体）	Tリンパ球
反応までの時間	数秒〜2時間	数分〜数時間	3〜8時間	24〜48時間
代表的な病名、反応例	食物アレルギー(小児型、成人型)、花粉症、アレルギー性結膜炎、アトピー性皮膚炎、同気管支喘息、一部のじん麻疹、アナフィラキシーショック など	自己免疫性溶血性貧血、血小板減少性紫斑病、重症筋無力症、肺・腎(グッドパスター)症候群 など	急性糸球体腎炎、関節リウマチ、膠原病、血清病、自己免疫性膵炎、肝炎、薬剤アレルギー など	食物アレルギー(特殊型)、アレルギー性接触皮膚炎、慢性甲状腺炎、ツベルクリン反応、移植拒絶反応 など

（ゲルとクームスの分類をもとに改変）

　ちなみに、免疫系の攻撃・排除の対象になるものを「異物や抗原、あるいは非自己」などといいますが、Ⅰ型アレルギーの原因物質である食物や花粉、ダニ抗原などは異物などとはいわず、通常「アレルゲン」と呼んでいます。

　典型的な食物アレルギー（Ⅰ型アレルギー）患者に見られる症状は人それぞれで発症部位やその程度、経過などが同じとは限らないうえ、たとえ同一人でもその時々で様相が大きく異なります。また、同様の症状は虫刺されや刺激性薬物との接触、紫外線や放射線被曝などの物理・化学的な刺激、肉体や精神心理面への負荷が加わった時など、食品の摂取とは無関係に現れることがあります。

　ただ単に汗や唾液が皮膚や粘膜に付着したことだけでもそれが刺激となって、とくにアレルギー患者では局所に痒みや発赤、発疹、腫れなどが現れてくることがよくあります。また、心身疲労もアレルギー様の症状を

出現させ、さらに病状を悪化させる原因にもなります。

　食物アレルギーの多くは重篤化することはそれほど多くはないとはいえ、初期対応や日常生活、心身の管理などが不適切であれば治癒や回復が遅れるだけでなく、病状の悪化や死を招くことさえあります。

　このように、アレルギーが疑われる症状が軽くても反復、継続して見られる時や遺伝的な素因があるのではと不安に駆られた時などは躊躇することなく医療機関を受診、アドバイスや必要な指示、治療などを受けることです。

■わが国の食物アレルギーの現状

　近年、食物アレルギーは、原因となる食品の増加・拡大や複数の食品でアレルギーを起こす人、あるいはまた幼少期（小児型）だけではなく成人期以降に新たに発症する成人型の食物アレルギーが増えるなど、これまであまり知られていなかったタイプのものが増加して、患者数の増加とともに病気の様相も徐々に変化しています。

　たとえば、東京都が1999年から5年ごとに実施している郡部を除く都下在住の3歳児を対象にした調査では、アレルギーを持つ子どもが10年間で2倍（21.4％）以上になったことや、複数の食物に対して過敏に反応する子が増えていることなどが報告されています（2009年資料）。また、2007年から2008年にかけて行われた文部科学省アレルギー調査研究委員会及び海老澤や今井らの調査などからも、食物アレルギーの低年齢化（身体の諸機能が未発達な乳幼児期で増加）や都市部を中心に成人型の患者が年々増加している現状が示されています。

　これまでの食物アレルギーの調査・研究は幼小児期に発症する食物アレルギーに関するものが中心で、すでに多くの資料・知見が集積されています。小児型のアレルギーは出生後の早い時期に発症し、その原因食品の代表が卵（鶏卵）と牛乳・乳製品、小麦であることなどが知られています。

　また、小児型は遺伝的素因を持つ子どもの乳幼児期だけに見られ、時期

が来れば良くなるものであるとかつては軽く考えられていました。たしかに、乳幼児期に発症した食物アレルギーは、その多くが成長・加齢に伴って沈静化・寛解していきます。しかし、アトピー素因を持つ子どものアレルギーマーチ化（成長に伴って次から次へとアレルギー性疾患が連続して発症する状態）や、母乳及び人工乳による消化管アレルギーに伴うアナフィラキシーショックが誘発されるなど、的確な処置・対応が求められる病気でもあります。

　表④は、国が公表した食物アレルギーの調査資料をもとに年齢層ごとの原因食品を多い順に示したものです。前述のように原因食品が成長・加齢とともに変化していることが表からわかります。とくに0歳患児では卵が半数以上の原因食品で、乳製品と小麦を加えると小児型アレルギーのほとんどがこれら3種類の食品が原因で起きています。しかし、6歳を過ぎる頃になると患児のほとんどで卵や乳製品を食べても次第にアレルギー症状が出なくなって（寛解して）きます。それに代わって甲殻類や果物、魚などが原因でアレルギーを起こす子どもの割合が次第に増えてきます。そして成人期を過ぎる頃には卵、乳製品から甲殻類や小麦、果実、魚が食物アレルギーの代表的な原因食品になります。

　図①は、わが国におけるアレルギーの原因食品・原材料を患者の多い順にまとめたものです。全患者の約60％が卵と牛乳・乳製品が原因食品であることが示されていますが、これは患者が最も多い3歳児まで（小児型食物アレルギー）の原因食品のほとんどが卵と乳・乳製品であるためです。この図では、果物や魚介類、豆類、ナッツ類などが原因でアレルギーを起こす人は大変少ないように思われますが、実際には近年増加している思春期以降に新たに発生する成人型食物アレルギーにおいてはこれらが主要な原因食品です。

　わが国ではこのような成人型アレルギーの原因になる食品の多くが、これまでアレルギー誘発食品としてほとんど問題視されたことがないものです。また、表④と図①には記載されてはいませんが、近年ではトマトやパセリ、セロリ、タマネギ、キュウリ、人参など健康に良いとされる野菜類

表④ 年齢別の主な原因食品(平成20年度即時型食物アレルギー全国モニタリング調査から)

	0歳 (678)	1歳 (248)	2-3歳 (169)	4-6歳 (85)	7-19歳 (105)	20歳以上 (90)
1位	鶏卵 (55.6%)	鶏卵 (41.5%)	魚卵 (20.1%)	そば (15.3%)	果実 (16%)	小麦 (23.3%)
2位	乳製品 (27.5%)	魚卵 (14.9%)	鶏卵 (16.6%)	鶏卵 (14.1%)	甲殻類 (15%)	甲殻類 (22.2%)
3位	小麦 (9.6%)	乳製品 (8.9%)	ピーナッツ (10.7%)	甲殻類 (9%)	小麦 (11%)	果実 (18.9%)
4位		ピーナッツ (8.5%)	乳製品 (8.9%)	ナッツ類 (9%)	鶏卵 (10%)	魚 (12.2%)
5位		果物、小麦 (5.2%)	小麦 (8.3%)	果実 (9%)	そば (9%)	

年齢欄の()内の数字は調査した患者の数

図① 全年齢における原因食品

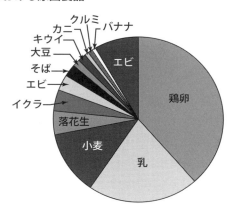

出典:平成18〜20年度 厚生労働科学研究報告書 (n=2,501)

が成人型のアレルギーを誘発する食品として知られています（89ページ表⑲、92ページ表⑳参照）。今後さらに輸入食品品目の数・量の増加・増大が見込まれること、成人の多くは症状が軽い時にはあえて受診しないことなどを考えれば、食物アレルギー関連の調査・研究が進むとともに患者数や原因になる食品品目数はさらに増加するものと思われます。

このように、今や食物アレルギーは幼小児だけではなく思春期以降に突如発症する治りにくい成人型が急増するなど、社会問題化するほど深刻な病気になっています。

■食の変遷と食物アレルギー

食を取り巻く環境はここ数十年の間に急速に変化し、米や野菜、魚介類を中心とした日本食から小麦や獣肉類、脂質を好んで食べる欧米型になってきました。また、生活が豊かになるにつれて糖分の摂取量も増大しました。このような食の変化が国民の疾病動態や健康状態・心身機能などに大きな影響を与えたことは言うまでもありません。近年増加傾向にあるアレルギー性疾患の発症にも、食の内容や生活環境の急激な変化などが大きく係わっていることは明らかです。

わが国は第二次世界大戦の戦中・戦後で急速に悪化した国民の栄養状態を改善し、体躯向上のために動物性たんぱく質及び脂質（主にn（ω、オメガ）-6系多価不飽和脂肪酸を多く含む食用油）の摂取を積極的に推奨してきました。これらの栄養素の摂取量の増加は国民の体躯の向上や寿命の延伸などに大きく寄与した半面、アレルギーが起きやすい体質を持つ人を多数つくりだすことになりました。その原因物質・本体は、獣肉類や食用油に多く含まれる免疫機能や炎症反応を亢進させることが知られている脂質（n-6系脂肪酸や飽和脂肪酸）やたんぱく質などで、その摂取量の増加に伴ってアレルギーを起こしやすい体内環境が形成されると考えられています。なぜなら、食物アレルギーが脂質などの摂取量の増加に伴って急増してきたからです。

わが国の食物アレルギー患者の数は正確には把握されていませんが、乳児の約 10％、3 歳児の約 5％、学童期以降では 1.3 ～ 2.6％程度はいると考えられています。一方で、通院者を対象にした調査からは国民の 1 ～ 2％が食物アレルギーであると推計されています。

　しかし、近年における医療や医薬品への信頼性の低下、医療費の高騰などを考えれば実際にはもっと多くの患者がいると考えるべきで、今後さらに患者の増加が見込まれます。その要因の 1 つに、関税撤廃に伴う食糧の自由化・輸入量の増大や流通革命などが考えられます。これらによって世界各国のさまざまな食品が食卓に上がることになります。わが国では今のところ問題化していませんが、将来食物アレルギーや食中毒などの危害の発生に繋がる懸念がある食品・原材料が輸入され、多くの人が摂取する可能性が拡大するのです。

　表⑤は各国でアレルギー表示が義務づけられている共通食品である卵と牛乳、小麦以外の食品を一覧にしたものです。それぞれの国で表示の対象になる食品は、その国固有の風土に伴う違いが見られます。とくに、近年わが国で消費が増加しているピーナッツをはじめヘーゼルナッツやアーモンド、松の実などのナッツ・木の実類を多くの国がアレルギー誘発食品に指定し、注意喚起のための表示を貼付することを義務づけています。しかし、わが国では現在のところ患者数が増加し、重篤例が散見されるようになったピーナッツだけしか表示義務の対象食品になっていません。また、2013 年度にカシューナッツが新たに表示推奨食品（表示するのが望ましい食品。83 ページ表⑯参照）に追加されましたが、わが国ではこのナッツを含め、諸外国で表示義務になっている食品の情報・資料が消費者へ提供・伝達されたことはありません。

　この例のように、わが国では食の安全確保に必要な情報・資料も複数の被害や重症化例などが発生しない限り、消費者には「知らせる必要はない、知りたいのなら消費者自らで情報を得ればよい」としか思えない対応が一般的になっています。とくに、アレルギーに関する表示は健康危害を防ぐためには重要なもので、食物アレルギー患者やその家族、懸念がある人な

表⑤　各国のアレルギー表示が求められている主な食品

日　　本	27 種の特定及び準特定原材料 （2014 年度現在、83 ページ表⑯参照）
アメリカ	ピーナッツ、木の実類 など
カナダ	ゴマ、マスタード、松の実 など
EU	セロリ、マスタード、ゴマ など
スウェーデン	ヘーゼルナッツ、ゴマ など
スイス	セロリ、ニンジン など
イスラエル	モモ、アーモンド、ピーナッツ、ゴマ など
韓　　国	モモ、トマト、サバ など

ただし、鶏卵、牛乳、小麦はいずれの国も表示義務食品に指定

どに「その食品が危険である」ことを確実に知らせるためのものですが、その内容についても国や企業から公表、説明がなされることはありません。
　アレルギー表示についてはその重要性を鑑み、わが国の現状や課題などについて第 4 章で詳述したいと思います。

■いろいろな型がある食物アレルギー

　一口に食物アレルギーといってもさまざまで、原因になる食品やアレルゲンの種類、その侵入経路、発症時期や関与する抗体などの違いにより、表⑥のように食物アレルギーはわかりやすくいくつかの臨床型に分類されています。
　この分類によれば、クラス I の食物アレルギーはゲルらの分類の I 型アレルギーで、卵白たんぱく（卵白抗原、アレルゲン）で感作された人が再度卵を食べることで（「感作」に係わった抗原・卵白の再侵入により）短時間のうちに誘発される即時型の食物アレルギーです（16 ページ表③参照、詳細は後述）。

表⑥ 食物アレルギーの臨床型別分類

臨床型	感作様式	症状誘発	発症時期	危険性が高い食品	改善の期待度	危険性	IgEの関与
クラスⅠ（即時型）	経口、経腸管	感作抗原と同じ	乳児期〜成人期	乳幼児期：鶏卵、牛乳、小麦、そば、魚など 学童期以降：甲殻類、魚、小麦、果物、ピーナッツなど	＋	＋	多くは＋
クラスⅡ（口腔アレルギー症候群、即時型）	接触、吸入	交差反応性	乳児期〜成人期	果物、野菜など	±	＋	＋
食物依存性運動誘発アナフィラキシー	経口、経腸管	感作抗原と同じ	学童期〜成人期	小麦、エビ、イカなど	±	+++	＋
新生児・乳児消化管アレルギー	経口、経腸管	感作抗原と同じ	新生児期	母乳、牛乳（育児用粉乳）	±	＋	多くは−
遅発型	経口、経腸管	感作抗原と同じ	学童期〜成人期	そば、小麦、卵、牛乳など	±	++	−
食物アレルギー関与のアトピー性皮膚炎	経口、経腸管	感作抗原と同じ	乳児期	鶏卵、牛乳、小麦、大豆など	＋	＋	＋

出典：食物アレルギーの診療の手引き 2011、一部追加・改変

　また、クラスⅡの食物アレルギーはクラスⅠのものとは異なり、「感作」に係わったものとは別の抗原・アレルゲンで誘発される食物アレルギーで、昨今患者が増加しているタイプです。たとえば、キウイフルーツにアレルギーを持つ人がキウイと似た抗原構造をした抗原・アレルゲンを含むゴマを食べたことで誘発されるものがクラスⅡの食物アレルギーです。ちなみに「感作」とはアレルギー反応が起きる準備ができた状態のことで、この場合はキウイを食べたことでキウイの抗原に対するIgE抗体がつくら

れ、その後侵入してきたゴマ抗原との抗原抗体反応によって起きます（第2章の「食物アレルギーの発症の仕組み」参照）。

　クラスⅡのアレルギーは口腔アレルギー症候群とも呼ばれ、主に唇周辺や口腔内にアレルギー症状が現れるのが特徴です。発症に係わる抗原と反応（症状を誘発・引き起こす）抗原との組み合わせの違いによって「花粉―食物症候群」と「ラテックス―果物症候群」とに分けられます（詳細は第4章の「準特定原材料のアレルゲンとその特性」を参照）。

　食物依存運動誘発性アナフィラキシーは死に至る危険性が高いⅠ型食物アレルギーのことで、小麦やエビ、イカなどを食べた後（1～3時間後）に激しい運動をしたことが引き金になって稀に起きるアレルギーのことです。その症状は重篤で、全身性のじん麻疹や浮腫（むくみ）、血圧低下、呼吸困難、虚脱・意識障害などが現れ、ショック状態に陥ります（アナフィラキシーショック。28ページ表⑧-2参照）。この食物アナフィラキシーは小・中・高等学校において昼食後の体育の授業中に発生するものが大半です。ただし、食後の運動が原因となるアレルギーは小麦やエビなどにアレルギーの既往歴がなくても稀に発症することがあり、食後の激しい運動は極力避けたいものです。

　こうした重篤なアレルギーの原因になる食品には、概して熱や各種酵素に耐性のある強力なアレルゲンが含まれています。そのため、食べることは当然、皮膚や鼻粘膜などに少量の微粒子を取り込んでも危険な症状が現れることがあるので、発症が危惧される人の周りから遠ざける必要があります（第4章の「特定原材料に含まれるアレルゲンとその特性」を参照）。

　とくに、小麦はほとんどの加工食品の原材料として使用されているほど大変身近なものです。既往歴がある人の家族や友人、同僚など周りの人がアレルゲンをまき散らさないように注意して暮らすこともアレルギーの予防対策として大きな意味があります。

　新生児・乳児消化管アレルギーは生後最も早く現れる食物アレルギーで、母乳や市販のミルクのほかに豆乳が原因になることもあります。このアレルギーも特殊なもので、母乳やミルクを与え始めて1～3日後に突如発

症し、おう吐や発熱、下血（腸管の潰瘍などにより出血した血液が便とともに排泄される）などの重篤な症状が現れてきます。

新生児・乳児消化管アレルギーは発症に攻撃型のリンパ球（T細胞）が係るIV型に分類される大変稀なアレルギー疾患であったため、発見当初はI型アレルギーの診断基準である血中IgE抗体価の上昇を伴わない原因不明のアレルギーとして取り扱われていました。その後、研究・調査が進み今日では対処が可能な病気になってきています。

遅発型の食物アレルギー（その多くが前述の成人型食物アレルギー）も最近患者数が増加している病気です。このアレルギーはIgEが係るI型・即時型のものとは異なり、発症にIgG抗体が関与する特殊な食物アレルギーです。I型食物アレルギーのような痒みや発疹・発赤などの症状が現れることは稀で、軽い頭痛やめまい、肩こり、意欲の低下、強い疲労感、便秘や下痢、肌荒れやニキビなどが中心です。

さらに飲食後数時間から数週間も経過した後に症状が現れるため、食事との関係などは長い間不明でした。そのため、食物アレルギーであるとは思わず、単なる疲労や軽度な体調不良などと考えて放置している人が多くいると思われます。

今日問題化している成人型食物アレルギー患者がどれほどいるのか正確な数字は把握されていませんが、近年全国のアレルギー専門施設を対象にして行われた調査では、食物アレルギー患者の9.2％が成人型であったことが報告されています。しかし、症状が軽度な人や専門医を受診できない患者が多くいることなどを考えれば、成人型食物アレルギーの患者はすでに相当数いると推測されます。

そのほか、食べ物や住環境などの変化に伴い、アトピー性皮膚炎に随伴する食物アレルギーの増加が知られています。アトピー素因を持つ人の多くは概して、遺伝的に皮膚の防御機能（異物の侵入を防ぐためのバリア）が脆弱で、皮膚からの異物（アレルゲン、抗原）の侵入、攻撃を受けて、アレルギー症状を起こしやすくなります。大変、治りにくい病気です。

このように食物アレルギーはいろいろな病型があり、複雑で対処が難し

表⑦　成人型の食物アレルギーと小児型との違い

	発症の時期	発症機序	主な原因食品、物質	臨床型	寛解の可否
小児型	乳幼児期 小児期	体内感作、経口感作、経皮感作	卵、牛乳、小麦、母乳など	クラスⅠ、食物アレルギー関与のアトピー性皮膚炎、新生児・乳児消化管アレルギー	多くは容易
成人型	思春期（10代半ば）以降	経口感作、腸管外（皮膚や粘膜）感作	果物、野菜類、小麦、魚介類、そば、花粉、化粧品・石鹸	クラスⅠ及びⅡ、食物依存性運動誘発アナフィラキシー、遅発型	多くは困難

い病気です。表⑦は、近年増加している成人型の食物アレルギーと小児型との相違点などについてまとめたものです。

■教育の場で進みつつあるアレルギー対策

　乳幼児期に発症した食物アレルギーは消化器官や生体防御・免疫系が発達する6歳頃になると次第にアレルギーを起こす子は少なくなってきます。しかし、なかには症状がさらに進行・悪化するとか、別の食品が原因でアレルギーを起こす子が出てきます。その原因ははっきりとはわかっていませんが、幼稚園や小学校での集団生活が始まったことで摂取する食物の種類が増え、また活動圏が広がることで環境や生活のリズムが大きく変化したことなどにより、発育・発達過程にある免疫系や消化管、精神神経系などの機能に混乱が生じたことが食物アレルギーの発症に係わっていると考えられています。

　総務省消防庁が2003～2007年の5年間にわたり実施した全国調査と、アレルギー疾患調査委員会が2009年3月に全国の児童生徒を対象にした報告書では、食物アレルギーの子が小学生で2.8％、中学生では2.6％、また高校生も1.9％程度いたことが示されています。

しかし、2013年度に公益財団法人日本学校保健会が文科省の委託を受けて行った、全国の小学生から高校生まで1,015万人以上を対象とした調査では、食物アレルギーを持つ学童・生徒がさらに増加し、それぞれ4.5％、4.8％、4.0％、総患者数で453,962人（4.5％）にも上っていたことが報告されています（表⑧参照）。また、皮膚症状だけではなく腹痛やおう吐などの複数の臓器障害を伴う危険なアナフィラキシーを経験したことがある学童・生徒が49,855人以上（0.5％）もいたことが示されています。

　このように教育現場では給食により毎年多数のアナフィラキシーが発生し、死者まで出ていることから、日本学校保健会は日本小児アレルギー学会の協力を得て、厚労省の資料に先駆け「食物アレルギーによるアナフィラキシー学校対応マニュアル」（2005年4月）を作成しています。その後、厚生労働省はアナフィラキシー対応マニュアル（重篤副作用疾患別対応マニュアル―アナフィラキシー）を2008年3月に作成し、インターネットなどを通じて公開・公表しています。また、厚生労働省は2013年5月から製薬企業の協力を得て、全国19カ所で教職員や患者家族などに対する説明会や研修会を実施し、東京都も食物アレルギー緊急時対応マニュアルを2013年7月に公表して都民に注意を促しています。

　食物が原因で起きる強いアレルギー症状は、既往歴がなくても、年齢や性別にかかわらず突然起きる可能性があります。表⑧-2に示した中程度以上の症状はまさに身に危険が迫っているサインで、救急車を直ちに手配することが不可欠です。到着までの間に患者の容態がさらに悪化するようであれば、手元にあるマニュアルなどに基づいて素早く必要な措置を講じる必要があります。

　教育現場ではこのような危険性を回避・軽減するためにアナフィラキシー経験者に自己注射薬（エピペン。ショック症状を緩和するためのエピネフィリンが充填された携帯用の注射器）の携行、あるいは施設での保管を推奨し、自分で使用することができない場合は、医師以外でも使用方法

表⑧　学童生徒の食物アレルギーの有症者数（2013年8月現在）

	食物アレルギー	アナフィラキシー経験者	エピペン保持者
小学生	210,461（4.5%）	28,280（0.6%）	16,718（0.4%）
中学生	114,404（4.8%）	10,254（0.4%）	5,092（0.2%）
高校生	67,519（4.0%）	4,245（0.3%）	1,112（0.1%）
合　計	453,962（4.5%）	49,855（0.5%）	27,312（0.3%）

出典：学校給食における食物アレルギー対応に関する調査研究協力者会議資料 (H25.12)

表⑧-2　食物によるアナフィラキシーの臨床的分類重症度

重症度	主な症状	対処例 など
軽　度	口内違和感、口唇や四肢のしびれ、気分不快、吐き気、腹痛、じん麻疹 など	各症状はいずれも部分的で軽い症状で慌てる必要はない。症状の進行に注意を払いつつ安静にして経過をみる
中程度 （アナフィラキシー）	のどが詰まった感じ、胸が苦しい、めまい、嘔吐、全身のじん麻疹、息苦しさ など	全身性の皮膚及び強い粘膜症状に加え、呼吸器症状や消化器症状が悪化する可能性がある。早急に医療機関を受診した方がよい
重度 （アナフィラキシーショック）	呼吸困難、血圧低下、意識障害などの強いアナフィラキシー症状	プレショック状態（ショックを起こす一歩手前）もしくはショック状態と考え、エピペンの使用を含め医療機関で適切な処置を直ちに受ける必要がある

出典：食物アレルギーの診療の手引き2011、改変

を修得した教職員などが代わりに投与することができる制度になっています。

　しかし、表⑧から明らかなように、アナフィラキシー既往者数に比べエピペン保持者は半数程度にしか過ぎません。2008年から2013年の約5年間にエピペンが学校で使用された回数は408回にも上り、痛ましいことに使用時期が遅れたことで亡くなった子どももいます。

　本来、このような取り組みは教育の場にとどまらず広く国民・一般消費

者に対しても実施すべきであることのように思われますが、食物アレルギーに関して普及・啓発活動が系統的・継続的、積極的に実施されているという状況にはありません。

　今や食物アレルギーは年齢・性別を問わず誰しもが発症する危険性があり、また重篤な症状がしばしば現れる病気です。すべての人がアレルギーに関する基礎知識や予防・救命のための対応・処置技術などを身につけておく必要があります。現状やその危険性、回避のための適切な対処法などについての知識・情報を持ち合わせている人が少ないことは誠に心許ないことで、早期対応・治療の重要性・必要性や効率的な医療の実現を目指しているわが国にとっては大きな問題です。

第 2 章
生体防御・免疫系の仕組みと役割

■生体防御・免疫系とは

　食物アレルギーの予防や症状の軽減化対策などを考えるうえで不可欠な、生体防御・免疫系の仕組みや役割などを考えてみましょう。

　われわれの身の回りには病原性微生物をはじめ環境汚染物質や薬物、あるいはまた放射線や紫外線など健康に悪影響を及ぼすおそれがあるものはいくらでもあります。体内ではがん細胞や死滅・変性した細胞、代謝産物などの異物（非自己）が絶えず発生しています。

　このようなものから身を守ってくれるのが生体防御・免疫系（広義の免疫機能）と考えることができます。免疫機能は人類が悠久の時間をかけて獲得・進化させてきたもので、自然免疫（自然抵抗性）と獲得免疫（獲得抵抗性）の2つの系統から成り、相互に連携・連続的に作動して異物による害が生じないようにしています。

　このなかの自然免疫とは生まれながらにわれわれに等しく備わっている機能で、異物への初期対応に当たるためのものです。その対処法はまず皮膚や粘膜を構成する細胞が物理的なバリアになって異物の侵入を阻止、またバリアを潜り抜けてきた異物は組織内に控えている活性物質群（補体や自然抗体など）が直ちに処理に当たります。さらに異物の処理過程で生じた代謝産物を目指して好中球や好塩基球などが血管を通り抜けて局所に集まり、異物の処理に参加します。局所周辺に分布・生息しているマクロファージ(Mφ)や樹状細胞も活発に異物の貪食・消化分解、異物情報の確保に当たります。

　一方、獲得免疫は生後に多様な抗原と反復接触することで新たにつくりだされる機能で、生体防御系の最後の砦として抗体及び攻撃型細胞という二種類の武器を用いて異物を特異的（標的にした異物だけに対して）かつ確実に排除するためのものです。また、異物に関する情報を長く保持して同じ異物の再侵入に際しては迅速、より強力に処理・除去できることも獲得免疫の特徴です。

免疫といえば外来性の異物、がん細胞や変性・死滅細胞などの体内で生じた自己に由来する異物など有害物を攻撃・排除するためだけのものと考えられがちですが、そうではありません。免疫系には異物・非自己であっても生存に必須の食品・食成分や常在性菌などには過剰に反応して攻撃・排除しないようにするための制御・調節機能がいくつも備わっています。この抑制系に異常・混乱が生じると食物アレルギーなどのアレルギー疾患が発症する危険性が高まってきます。

　このような巧妙にして複雑な生体防御・免疫機能がどのような組織、臓器に係わり、いかなる関連性のもとに生みだされてくるのかなどについては、表⑨にその概要を示しました。生体防御・免疫系の全容についてはアレルギーの本質を知るうえで必要なので少し詳しく紹介しましょう。

　ちなみに、一般的に言う「免疫」とは「一度罹った病気には二度と罹らない」という現象に基づいて使われていることから、二系統ある免疫系のうちの獲得免疫を意味する言葉です。

■主な免疫細胞とその役割

　免疫に係わる細胞は骨髄（一次リンパ組織）の多能性造血幹細胞に由来するもので、骨髄系（ミエロイド、顆粒球系）とリンパ系の二種類の細胞群で構成されています。骨髄系に分類される細胞には主に自然免疫に係わる好中球や好酸球、肥満細胞（マスト細胞）、単球、Mφ及び樹状細胞などがあります。また、リンパ球系の細胞には生体防御・免疫系の中心的な役割を担う各種のTやB細胞（リンパ球）、NK細胞や一部の樹状細胞などがあります（図②参照）。

　このなかでT細胞は獲得免疫の中心的な役割を担うもので、各種の刺激を受けて増殖、それぞれ液性及び細胞性免疫の亢進や制御のための司令塔や異物情報の記憶保持などを行うリンパ球に分化していきます。また、NKや樹状細胞は骨髄内で増殖・分化して自然免疫を担う細胞として異物の処理・排除に当たります（表⑨参照）。

表⑨　自然免疫及び獲得免疫に係わる細胞と活性物質群及びその役割、機能発現過程

自然免疫 （先天的抵抗性、 自然抵抗性）	＊解剖学的及び生物学的な要素による防御－体表部を覆う皮膚や粘膜を構成する細胞や体内活性物質群、及び表層を覆う皮脂や粘液、抗体及び常在菌などによる異物侵入阻止及び侵入異物への迅速な初期対応 ＊侵入異物は直ちに体内に常備されている補体や自然抗体、リジン、インターフェロンなどの活性物質群による非特異的な攻撃を受ける ＊初期対応で排除されない異物は好中球や、樹状細胞などが貪食。これらの異物や異物の処理過程などで傷害を受けた部位を修復するための生体反応を非特異的免疫反応（炎症）という ＊自然免疫系に属するMφやNK（ナチュラルキラー）、NH（ナチュラルヘルパー）細胞などはがん細胞及びウイルスや原虫などの微生物が感染した細胞の処理に当たる ＊Mφや樹状細胞などの抗原提示細胞が貪食・処理して得た異物情報をT細胞へ提供・伝達すると獲得免疫系が起動する
異物情報の伝達　↓	
獲得免疫 （後天性抵抗性、 獲得抵抗性）	＊樹状細胞などが得た異物情報は所属のリンパ節などへ帰還後、T細胞に伝達・提供したことで獲得免疫系が活動を始める ＊T細胞が獲得免疫の中心を担う ＊獲得免疫は液性及び細胞性免疫系から成る ・液性免疫：異物の情報を抗原提示細胞から受けたTh2細胞は各種のサイトカインを分泌、B細胞はサイトカインの作用を受け形質細胞に分化・増殖、特異抗体（IgGやA、Mなど）を産生。抗原抗体反応による異物排除 ・細胞性免疫：Th1細胞などが分泌するサイトカインがCTLやMφ、NK、LAKなどの攻撃型細胞を活性化。Treg（免疫制御Tリンパ球）の抑制性サイトカインは反対に樹状細胞や活性化したリンパ球を抑制して免疫機能を制御 ＊異物排除後攻撃に参加した細胞は直ちに自然死（アポトーシス）に向かう ＊異物に関する情報を長期間記憶する

サイトカイン：細胞から放出される生理活性たんぱく質で種々の細胞間の情報伝達に係わり多様な生物活性の発現に係わる、Mφ：マクロファージ、CTL: 細胞傷害性Tリンパ球

　免疫機能を担う細胞の多くは図②に示すように骨髄内で増殖・分化した後血中へと流出し、血流・リンパ流に乗って目的の組織・臓器などへ移動・分布していきます。しかし、T細胞だけは未成熟な時期に骨髄を離れ胸腺へと移動して増殖を開始します。この胸腺での増殖・分化の過程で不適格なT細胞は厳しく選別され死の宣告を受けて淘汰（自然死、アポトーシス）されていきます（中枢性の免疫寛容、表⑩のリンパ球系の備考を参照）。

　T細胞がこのような厳しい選別・淘汰を受けなければならない理由は、T細胞が生体防御・免疫系の最終砦である獲得免疫の司令塔として重要な

図②　免疫細胞の発生から分化までの過程

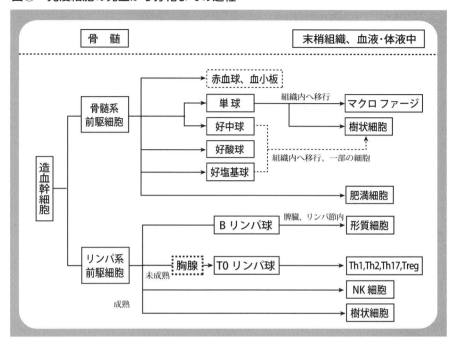

役割を担う細胞であるからです。しかし、実際には胸腺や骨髄で自己攻撃性を持つなど害を及ぼしかねないすべてのT細胞が淘汰されているわけではありません。われわれの体内には淘汰をすり抜けた多くの不適格なリンパ球が存在し、いろいろな病気の発生に係わっていることが明らかにされています。

　このような危険な細胞の暴走を阻止するために胸腺では異常なT細胞の活動を抑え込むための細胞（制御性リンパ球、Treg）が同時につくりだされ、異常な免疫細胞が自己を傷つけることがないように仕組まれています。また、B細胞も骨髄の増殖・分化の過程でT細胞と同様の選別・淘汰を受けると考えられていますが、その詳細は不明です。

　このような免疫機能調整に重要な役割を果たしている胸腺も幼稚園に入

表⑩　主な免疫担当細胞の機能と役割など

	種　類	主な役割・作用	備　考
骨髄系／顆粒球系	好中球	細菌類の貪食、炎症惹起	・白血球の40～60%（3,000～6,000/血液1μℓ） ・血液中で1日程度、組織内で数日生存
	好塩基球	・Ⅰ型アレルギーへの関与 ・炎症反応の亢進	・白血球の1%以下（200以下/血液1μℓ） ・寄生虫や吸血昆虫への免疫獲得に関与
	好酸球	・寄生虫や虫卵の排除 ・遅発性アレルギーの誘発	・白血球の2～4%（0～700/血液1μℓ） ・寿命は好中球より長い ・アトピー性皮膚炎に関与 ・慢性アレルギー性疾患に関与
	単球	・血液中から組織内へ移動してMφや樹状細胞などに分化	・白血球の2～10%（200～1,000/血液1μℓ） ・組織内へ移行後の寿命は不明、血液中では数時間～数日
	肥満細胞	・アレルギー、炎症反応を起こす化学伝達物質の産生・放出	・好酸球や好塩基球などに由来する幾つかのタイプがあると考えられている
	樹状細胞、マクロファージ、ランゲルハンス巨細胞　など	・異物の貪食、T細胞への抗原提示 ・異物の貪食、T細胞への抗原提示、CTLの活性化、免疫の活性化と抑制	・単球由来で皮下や粘膜下、肺や腹腔など、全身に広く分布 ・由来や機能・役割が異なる幾種類もの樹状細胞が存在。免疫系の制御・調整機能
リンパ球系	B細胞 （B1とB2細胞） Breg Bmem	・異物の貪食、T細胞への抗原提示、各種抗体（免疫グロブリン）産出 ・樹状細胞の抑制 ・記憶B細胞	・白血球の20～40%（1,500～4,000/血液1μℓ） ・寿命は週～年、記憶細胞では数年以上 ・免疫機能の制御・調整
	T細胞 T0（ナイーブT） Th1・Th2 Th17 CTL Treg（Th3） Tmem NH（ナチュラルヘルパー） その他	・獲得免疫系の司令塔 ・異物との接触経験がない成熟T細胞 ・細胞性免疫の発動・強化 ・体液性免疫の発動・強化 ・炎症誘発・増強、アレルギーにも関与 ・細胞傷害性Tリンパ球、がんの破壊 ・過剰な免疫応答の抑制 ・記憶T細胞 ・自然免疫を担うTリンパ球（自然リンパ球） ・T細胞に由来する樹状細胞	・Tリンパ球は胸腺で厳しく選別、自己攻撃性があるものや異物認識性がないものは淘汰される（中枢性の免疫寛容） ・役割の異なる各種Tリンパ球がそれぞれサイトカインを分泌、免疫機能の亢進及び抑制・制御に係わる
	NK、NKT細胞	自然免疫系における初期防御　など	

- 上皮細胞や血管内皮細胞、肝臓内のクッパー細胞なども異物貪食能を持つほか、神経系や内分泌系の細胞も免疫機能にさまざまな影響を及ぼしていると考えられている
- リンパ球や樹状細胞などは細胞膜などの構造物（レセプター・受容体や補助分子など）や産生するサイトカインなどの違いをもとに分類される
- 1μℓ：1マイクロリッター（1/1,000ミリリッター）、NKT：ナチュラルキラーT細胞、Breg：抑制性B細胞

る頃までに萎縮し始め、壮年期以降には本来の機能が期待できないまでに萎縮・脂肪化してしまいます。このような免疫細胞の分化や異常細胞の淘汰に係わる胸腺機能の低下がアレルギー疾患の発症に大きく係わっていることは明らかです。また、胸腺は精神・心理的な影響をとくに受けやすいものであることから、幼少期における食事の管理とともに心のケアが非常に重要なことになります。

　表⑩に生体防御・免疫系を担う主な細胞とその役割などについてまとめました。最近でもNH（ナチュラルヘルパー、腸管リンパ組織で自然免疫を担うと考えられている）が新たに発見されるなど、免疫細胞だけを取り上げても未解明なことはまだまだあります。

■異物の侵入・認識から排除までの過程

　異物を認識してから排除するまでの過程に係わる細胞、それぞれの過程で処理・対応に要する時間などの概略を述べていきましょう。

　図③は、生体防御・免疫系が外来性及び自己由来の異物を処理する過程とそれに要する時間などについてまとめたものです。異物が体表を覆うバリアをすり抜けて体内に侵入してくると、直ちに自然抗体や補体などの活性物質群が異物に取りつき、処理・排除を開始します。そのときに生じた代謝・反応産物に引き寄せられるようにして好中球や好酸球などが血管壁をすり抜け局所に遊走してきます。局所周辺部のMφや樹状細胞なども異物の攻撃、排除に加わります。仮に一般細菌のような排除が容易な異物であれば、この一連の対処だけでそのほとんどが短時間のうちに処理・除去されるため、通常はさらなる免疫機能の亢進は起こりません。

　このような初期対応（自然免疫）だけで処理できないものや対処に時間がかかる異物が侵入した時は、より強力かつ特異的に（特定のものだけを）攻撃・排除するために用意されている獲得免疫が起動し始めます。この自然免疫と獲得免疫の橋渡しを主体的に行っているのが自然免疫系に属する樹状細胞やマクロファージ（Mφ）などの抗原提示細胞です。これらの細胞

図③　異物の侵入から獲得免疫の始動から排除までの過程と活性化に要する時間

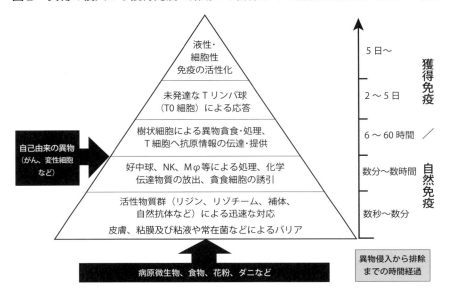

は異物の貪食と、確保した異物情報をT細胞（Tリンパ球）に伝えて獲得免疫を起動させる役割を担いますが、そのなかで由来が異なる幾種類もの細胞から成る樹状細胞（35ページ図②参照）がとくに重要な役割を果たしています。

　樹状細胞から情報を受けたT細胞はその異物を処理するための機能を持ったT細胞へと成熟・分化していきます（36ページ表⑩参照）。これらのT細胞は獲得免疫の本体である液性及び細胞性免疫で中心的な役割を担う細胞として各種のサイトカイン（免疫細胞などが産生する生理活性物質で免疫機能の亢進及び抑制作用などに係わる）を産生・放出、また攻撃型のリンパ球に増殖・分化して異物の攻撃・排除に参加します。このような過程を経て異物はいずれ体内から除去されていきます。

　ちなみに、がんや変性・死滅細胞などの内在性・自己に由来する異物に対しては強い攻撃力を持ったマクロファージ（活性化Mφ）や樹状細胞、

NK細胞などが対応に当たります。しかし、がん細胞の多くは免疫系による監視網や攻撃を巧みにすり抜けるための機能（異物と認識されないようにする偽装、あるいはまた免疫機能を抑制するための生理物質の産生能など）を備えているため免疫機能が働きにくく、増殖、転移を繰り返す厄介な存在です。

　生体防御・免疫系では前述のようにまず自然免疫で異物に対処、それで駄目なら獲得免疫を起動、と徐々に活性を高めて異物を安全かつ確実に排除できるように仕組まれています。しかし、強力な獲得免疫が起動するまでには異物侵入後少なくとも2〜3日間を要し、獲得免疫が最大の力を発揮するまでには最短でもさらに数日が必要です。

　そのため、異物の侵入後4〜5日は防御の中心は自然免疫系に委ねられることになります（図③と48ページ図⑦を参照）。さらに、獲得免疫が最大の攻撃力を発揮するためには自然免疫系による異物への初期攻撃が重要で、この段階で異物への対応が不十分・不完全なものであれば、より高い獲得免疫力が誘導されないことが知られています。

　かつて生体防御・免疫系において自然免疫はあまり重要ではないと考えられていましたが、今日では獲得免疫機能の起動や亢進など、生体防御・免疫系において多大な役割を果たしていることが知られるようになってきました。その結果、自然免疫系に興味を抱く研究者も増え、今後の成果に期待が寄せられています。この生まれながらに備わっている自然免疫系が最大限に機能・活動できるように健康に日々暮らすことができれば、アレルギーの発症予防や症状の改善が十分に期待できると考えられます。

■自然免疫系による生体防御

　われわれの身の回りには多種多様な異物・有害物が存在しています。そのため外界と接する皮膚や消化管、呼吸器官などには異物の侵入を阻止するためのバリアが設けられています。侵入してきた異物を直ちに対処するために皮下や粘膜層には生体活性物質（補体や自然抗体、リジンなど）や

免疫細胞が生息・分布していることは、34ページの表⑨に示しました。これらの細胞や物質群が異物の処理に当たりますが、皮膚と粘膜とではバリアを構成する細胞や活性物質、異物への対処法などが異なっています（粘膜の構造や異物の取り込み・処理方法などに関しては消化管を例にして第3章で詳しく述べます）。

　皮膚は巨大な臓器（1.6㎡、数Kg）で生存に必須の機能をいくつも持っています。第一の機能がバリア機能で、異物の侵入阻止や外界からもたらされる各種刺激の軽減化・緩衝帯としての役割を担っています。また、代謝産物・老廃物の排出や体温の調整など、体内環境を良好に保ち健康維持・増進のための重要な働きをしています。

　図④は皮膚の断面図ですが、その構造は体表面（図上部）から表皮層、真皮層及び皮下組織の三層から成り、表皮及び真皮層には樹状細胞やMφ及びリンパ球などの免疫細胞が多数生息・分布しています。細胞間を満たす組織液・体液中には各種活性物質が含まれています。これらの物質群や各種の免疫細胞が連携・連続的に作用して侵入異物を処理・排除します。

　皮膚のバリアは微生物や化学的物質などの異物だけではなく、冷・熱や打撲・擦過、紫外線や放射線などの物理学的な刺激から身を守るための役割を担っています。体表部を覆う表皮層は扁平上皮細胞（角化細胞）がレンガ状に幾層にも積み重ねられた壁状の構造で、そのなかを皮脂腺や汗腺が貫いています。その表面は死滅した角化細胞や常在細菌などの混合物である垢で覆われています。

　扁平上皮細胞は表皮層の最下部（基底部）に生息する母細胞に由来するもので、母細胞が増殖・分化してつくられた上皮細胞は順次体表部へと押し上げられ、1カ月程度で死滅し、垢となっていずれ剥げ落ちる運命にあります。一見無用に見える垢やそこに生息する常在菌さえも生体防御には不可欠なもので、外来性の有害微生物の排斥だけではなく物理・化学的な刺激から身を守るための重要な役割を果たしています。

　皮膚のバリアはこのように幾層もの扁平上皮細胞及び常在細菌などから成り、強固に異物の侵入や各種の刺激物の害から身を守ってくれています。

図④　皮膚の構造と構成細胞、組織など（断面図）

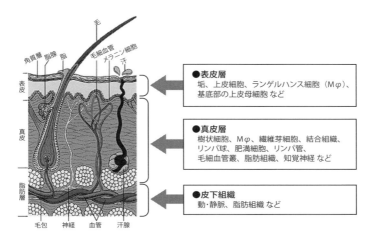

最新メルクマニュアル医学百科家庭版から引用、追加

しかし、皮膚表面には肉眼では確認できませんが、日常生活で生じた微細な傷や細胞の剥離部、細胞間の結合力が低下した部位が何カ所もあり、このようなバリアとしての機能が低下した部位から異物が簡単に侵入することは、小麦アレルゲンを含む洗顔石鹸が原因でアレルギー患者が多数発生した事件・事故（2011年5月20日、小麦加水分解物含有石鹸「茶のしずく」の自主回収）からも明らかなことです。

ちなみに、皮膚のバリア機能は表皮細胞などが産生するフィラグリンと呼ばれる細胞間結合の強化に係わる物質（基質）の量と相関して高まり、その産生遺伝子に異常がある人では表皮細胞間の結合力が低下するため、皮膚から異物が侵入しやすくなりアレルギーが起きやすくなるという報告があります。

皮膚への適度な刺激（適度な日光浴、冷水摩擦など）がバリア機能を高め、アレルギーの予防や症状の改善効果が期待できるなど、皮膚機能の維持・強化がアレルギーの予防や治療の対策になり得るとする報告も見られ

ます。また、皮膚から薬剤を効率的に吸収させる塗布薬やパップ剤、洗浄効果をあげる成分が添加された化粧品、石鹸などは皮膚バリアの機能を低下させ、皮膚疾患やアレルギーの発症に繋がるおそれがあるとして注意を促す報告もあります。

■免疫細胞の異物の認識とその防御法

　では、皮膚に生息・分布している免疫細胞はどのようにして体内に侵入してきた異物を認識し、その害から身体を守ってくれているのでしょうか。
　ここでは生活環境中に無数にいる細菌を例にして概説しましょう。
　皮膚バリアを掻い潜り、あるいは皮膚の損傷部から侵入してきた細菌が非病原性菌であれば、補体や自然抗体などが付着・結合しただけで、短時間のうちに分解・死滅していきます。しかし、化膿菌として知られる黄色ブドウ状球菌や緑膿菌などに対しては活性物質群だけでは処理できず、好中球及び組織内に広く生息している樹状細胞やMφなどの助けが必要になります。これらの細胞は異物の侵入を感知して局所に遊走して、盛んに異物を捕捉・貪食します。
　このような自然免疫系による異物排除の過程で見られる生体反応を炎症（非特異的免疫応答）と呼びます。局所には発赤や発熱、腫れ、痛みや機能障害などが現れてくるため、炎症は身体に害を及ぼす良くない反応と思われがちです。しかし、実は異物の攻撃・排除の際に生じた細胞・組織の残渣・傷害を処理・修復するためのもので、微生物や化学物質の侵入時だけではなく打撲や切り傷、あるいは冷気・熱気、紫外線や放射線の暴露などの物理的な刺激性を受けた場合にも現れる生体反応です（51ページ「Ⅰ型アレルギーと炎症との相違点、類似点」を参照）。
　軽い炎症であれば刺激・異物が軽減・除去され細胞・組織の修復が進むと徐々に弱まりますが、全身性のものや限局的でも強いもの、また弱くとも持続する場合は当然早めに受診することです。
　自然免疫で対処できない病原性細菌に対しては高度な異物処理能力を持

つ樹状細胞などの抗原提示細胞が局所に現れ（34ページ表⑨参照）、積極的に捕捉・貪食、カテプシンなどの強力な分解酵素で処理・分解、その抗原情報を収集します。樹状細胞は自然免疫から獲得免疫への橋渡しを行う重要な細胞で、異物の貪食、抗原情報の提供、接触相手の確認、サイトカインの取り込みなどのための幾種類ものセンサー（受容体や補助分子など）を持っています。

　樹状細胞が確保した異物情報は所属のリンパ節に戻り、そこに生息しているT0細胞（始めに抗原と接触するT細胞）へ提供・伝達します。抗原情報を受けたT0細胞はリンパ節内で増殖・分化し始めます。たとえば、右の手指を負傷・化膿した時には右腋下部（脇下）が、また下肢では同じ側の鼠けい部（下肢と体腹部との結合部）のリンパ節が腫れてくることで免疫機能が進行・亢進していることを認識することができます。

　このような役割を担う樹状細胞には由来が異なる幾種類もの細胞が存在しますが、それぞれが異なる異物を捕捉・貪食が可能なように特別のセンサーを備えています。その代表としてToll様（トール様）受容体（TLR）と呼ばれるセンサーがよく知られていますが、人など哺乳類の樹状細胞には少なくとも10種類のToll様受容体があることが知られています。幾種類もいる樹状細胞はそれぞれ異なったToll様受容体を備え、それぞれの受容体に適合する病原性微生物を捕らえ、貪食・処理します。

　たとえば、TLR5受容体と呼ばれるセンサーは大腸菌やコレラ菌など鞭毛を持つ細菌を、またTLR7及び同9受容体はBとC型の肝炎ウイルスやヘルペスウイルス、インフルエンザやポリオウイルスなどをそれぞれが認識・捕捉するためのセンサーです。樹状細胞をはじめとして抗原提示細胞はこのようなToll様受容体などを用いて異物の監視、抗原情報の確保を積極的に行っています。

　樹状細胞は有害な異物、とくに病原微生物を見つけ、捕捉・貪食、確保した異物情報をT細胞に伝達・提供、免疫活性を亢進する指示を出しますが、腸管粘膜に分布・生息している樹状細胞は、このような機能のほかに、生存に必須の飲食物や腸内常在菌などの異物に対しては免疫系を抑制

する機能も備わっています（この食物アレルギーと深く係わっている腸の免疫抑制・制御機能については第3章「免疫臓器としての消化管」で詳しく紹介します）。

ちなみに、抗原情報の伝達に係わる樹状細胞には有害な異物を捕らえるためのセンサー（TRLのようなパターン認識受容体）のほかにも、仲間（自己）であることを確認するためのMHCクラスⅠ分子や、T細胞に確実に抗原情報を提供するためのMHCクラスⅡ分子など、いくつもの受容体が備わっています。

免疫細胞はそれぞれに固有の受容体及び各種サイトカインなどを用いて相互に情報交換を行い、免疫機能の亢進だけではなく、異常・過剰な免疫反応が起きないようにお互いの動きを制御・調整し合っています。

■獲得免疫系（後天性抵抗性）による生体防御

獲得免疫は自然免疫とは異なり生後に異物と出逢うことで成立・発達する機能で、異物の害から身体を守るための最後の砦として重要な役割を担うものです。獲得免疫は液性及び細胞性免疫の二系統の免疫系で構成され、自然免疫では対処できないものや処理に時間が掛かる異物・非自己に対して、抗体と攻撃型細胞の二種類の武器で特異的に攻撃・排除するためのものです。また、一度接触・対処した異物を長期間記憶して同じ異物の再侵入時にはより確実・迅速に対処できることも獲得免疫の特徴の1つです。

以下、獲得免疫系が活性化する過程やそれに係わる免疫細胞、免疫細胞が産生するサイトカインなどに関して、そのすべてが解明されているわけではありませんが、図⑤に示した生体防御・免疫系の全体像をもとに概説しましょう。

獲得免疫は自然免疫系で対応が困難な異物などを確実に排除するためのもので、局所に生息・分布している樹状細胞が獲得した異物情報を所属リンパ組織の成熟T細胞（ナイーブなT0細胞・抗原とはじめて接触する細胞）に提供・伝達した時点から始まります（図⑤の右側縦の矢印参照）。

図⑤ 生体防御・免疫系の全体像（異物排除及び免疫応答に伴うアレルギーの発生機序）

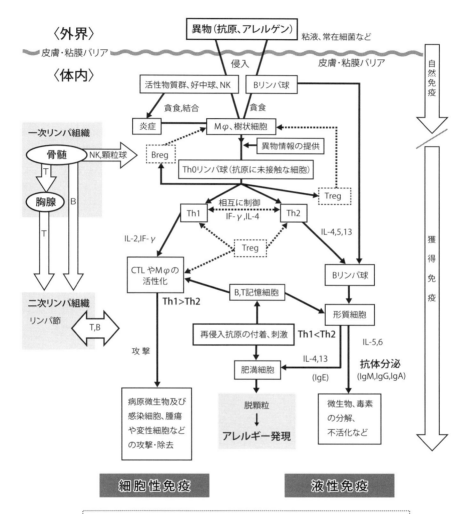

樹状細胞は確保した異物情報を所属のリンパ組織に戻りT0細胞に提供・伝達しますが、このときに伝達する相手を間違わないようにするために、樹状細胞はMHCクラスI受容体（正常細胞である印）を確認して情報をT0細胞に提供します。

　T0細胞は膜受容体（T細胞レセプター、TCRなど）を介して樹状細胞から情報を受け取り、さらに周辺部に存在するサイトカインの作用を受けて増殖を開始、Th2（液性免疫を担うT細胞）やTh1（細胞性免疫を担うT細胞）、あるいはTreg（免疫抑制・調整性T細胞）やCTL（細胞傷害性T細胞、ウイルスや病原菌などを攻撃する細胞）などへと分化・成熟していきます。このときにT0細胞がいずれの機能を持つタイプの細胞に分化するのかは、受け取った抗原や抗原情報を提供した樹状細胞の種類、T0細胞に作用したサイトカインの種類・量など、その時々の条件で決まると考えられています。

　このような過程を経て免疫活性が徐々に高まっていきますが、獲得免疫が確実かつ安全に異物を攻撃・除去するためには細胞性免疫（Th1）と液性免疫（Th2）とのバランスが重要で、その偏りは新たな病気の発生に繋がります。そのため、獲得免疫系には両免疫系のバランスが乱れないように制御・調節する仕組みがいくつか備わっています。

　たとえば、Th1及びTh2細胞には自らの増殖や機能を制御するためのサイトカインを必要に応じて分泌する能力があり、また、お互いに増殖や機能を制御するためのサイトカインも分泌することができるなど、両細胞のバランスが大きく乱れないよう制御し合っています。樹状細胞や制御性T細胞（Treg）も優位にあるTh細胞の増殖や機能を抑制するサイトカインを分泌し、両者の細胞比率や活性を調整するなど、獲得免疫系の異常に伴う疾患の発生を阻止しています。

　たとえばTh1とTh2のバランスが、Th1＜Th2の状態（液性免疫が優勢）になるとアレルギー疾患や感染症、がんなどが発症する危険性が高くなります（図⑥参照）。なぜなら、液性免疫が高まることで細胞性免疫を担う細胞の数やその機能が低下・減少するため、異物を撃破する能力を持

図⑥　液性免疫と細胞性免疫とのバランスの乱れによる疾患例

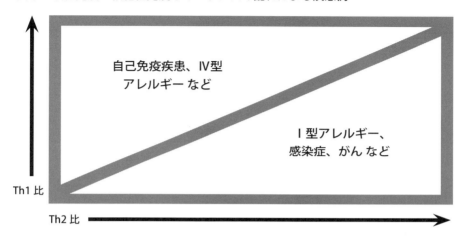

つCTLやMφ、NK細胞などが活性化することができなくなり、病原微生物やがん細胞などを排除、抑制できなくなるからです。

　Th1はこのような危険性を回避するためにTh2を抑制するIL-2やIL-12などを、またTh1は自身を増殖・活性化させるためのIL-4やIL-10などのサイトカインを盛んに分泌します。さらに、制御性T細胞（Treg）もTh2を制御するサイトカインを分泌してB細胞（Bリンパ球）が抗体産生型の形質細胞に増殖・分化するのを抑制します（45ページ図⑤参照）。

　逆に、Th1＞Th2の状態（細胞性免疫が優勢）に偏るとTh1細胞が産生・放出するサイトカイン［IL（インターロイキン）-2、TNFγなど］が増加するためCTLやNK（ナチュラルキラー細胞）、活性化Mφなどの攻撃力（パーフォリンなどの強力な消化酵素の産生量や貪食能の増強など）が著しく亢進してきます。また、制御性T細胞（Treg）は細胞性免疫を制御するサイトカインを分泌して細胞性免疫を抑制し、異物周辺の正常な細胞（自己）にまで攻撃の余波が及ばないようにしています。

　このように免疫機能を正常な状態に保つためには免疫系を構成する多様な細胞が連携・連動し、さらにそれらの細胞が産生する抗体やサイトカイ

図⑦　異物侵入から免疫の活性化、終息過程（イメージ）

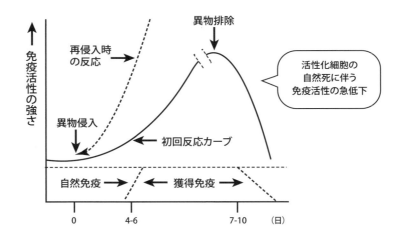

ン、化学伝達物質などが局所に適量存在していることが重要です。

　この複雑にして巧妙な異物の対処のためのネットワークに混乱・異常が生じると、病原性微生物やがん細胞を異物と認識できなくなり、また反対に害にはなりそうにもない食物や花粉、ハウスダストなどや自己にまで過剰に反応することになります（54ページ表⑪参照）。このように生体防御・免疫系は異物の害から身を守るためには必須のものですが、免疫系が過剰・異常なまでに亢進、暴走してしまうと生体にさまざまな害を与える元凶にもなるものです。

　このような危険性を回避・軽減するための制御・抑制系が、いくつもの免疫機能を正常に維持するためには不可欠なのです。また、異物が排除された後は異物・抗原の記憶を司る記憶・メモリー細胞を除いて攻撃に参加した細胞は直ちに自然死（アポトーシス）へと向かうようにプログラムされているのも、免疫細胞による害を受けないようにするためです（図⑦参照）。

　このダイナミックな機能を持つ獲得免疫が適宜円滑に働いてくれること

で、われわれは危険な異物から守られています。免疫制御・抑制系には中枢性のものと腸管などに見られる末梢性のものとがあります。その詳細は後述します（58ページ参照）。

■食物アレルギー（Ⅰ型、即時型アレルギー）の発症の仕組み

　生体防御・免疫系が結果的に身体を傷害した場合をアレルギーと呼びます。食物アレルギーは食品に対する過剰な免疫反応が原因で起きますが、すべての人が発症するのではなく、特定の食品を摂取した一部の人に起きる病気です。

　図⑧は、典型的な食物アレルギー（Ⅰ型、即時型アレルギー）が発現する過程の概略図です。体内に侵入、あるいは取り込まれるなどしたアレルゲン（抗原、異物、非自己）は樹状細胞などが貪食・酵素処理、確保した異物情報をT細胞（Tリンパ球）に伝え、さらに情報を受けたT細胞は増殖・分化してBリンパ球（B細胞）に指示を出します。B細胞はT細胞が分泌するサイトカインなどの刺激を受け、あるいはまた直接抗原を取り込み増殖、形質細胞に分化して異物に特異的に結合するIgE（特異的IgE抗体）を産生・放出します。

　一般的にB細胞の多くはIgG産生型が主ですが、アレルギー体質の人では遺伝的にIgEを産生しやすくなっているためアレルギーを起こしやすいと考えられ、またIgEに感受性が高いことも指摘されています。

　形質細胞から放出されたIgEは、組織内に分布・生息しているIgEに高い親和性を持つ肥満細胞（マスト細胞）や、血中から局所に遊走してきた好塩基球などの細胞膜に結合します。これらの細胞はIgEが付着したことで活性化して、細胞内にアレルギーの原因物質・ヒスタミンやロイコトリエンなどの化学伝達物質を産生、貯留し始めます。

　しかし、この時点ではアレルギーが起きる準備ができただけで細胞内に産生・貯留している化学伝達物質も少なく、アレルギー症状が誘発・発現されることはほとんどありません。この状態を「感作」と呼びます。肥満

図⑧　I型（食物）アレルギー発症過程の概要

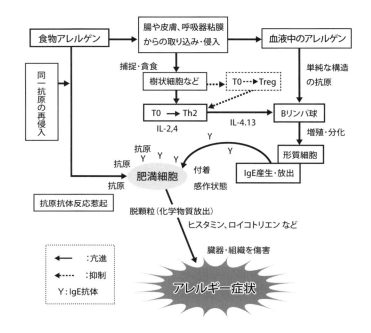

細胞や好塩基球などの細胞膜に付着したIgE抗体はこれらの細胞を刺激し続けるため、細胞質内には化学伝達物質が継続的につくりだされ、細胞は次第に風船様に膨れあがってきます。

このような活性化状態にある肥満細胞などに再侵入してきた同類の、あるいは抗原構造が類似した抗原・アレルゲンが細胞膜に付着しているIgEに結合する（抗原抗体反応という化学反応が起きる）と、次第に細胞膜が脆弱化し、ついには膜が破裂して細胞内に蓄えられていた化学伝達物質が一挙に細胞外へ放出されます（脱顆粒）。肥満細胞が放出した化学伝達物質は近辺の細胞・組織、臓器・器官などに直ちに取り込まれ、その作用を受けて短時間のうちに痒みや発赤・発疹、鼻水、涙目、喘息などのアレルギー症状が現れてきます。

このようにⅠ型アレルギーは「感作と誘発」（抗原に対するIgE抗体の産生、肥満細胞の受容体への結合と抗原抗体反応に伴う症状の発現）という２つの段階を経て発症、放出された化学伝達物質が代謝・分解されると症状はいずれ軽減・消失します。しかし、原因抗原や感作された細胞の違い、そこから放出される化学伝達物質の種類や量など、条件次第ではアナフィラキシーショックを起こして死に至るような強い症状が現れることもあります。また、肥満細胞などが産生する化学伝達物質には遅発性のアレルギーに係わる好酸球を局所に集積・活性化させるロイコトリエンなどが含まれるため、即時型のアレルギー反応が治まった後（初回の症状が出現後数時間以降）に抗ヒスタミン剤などが効きにくいアレルギー症状が再度現れることがあるので注意して経過を見る必要があります。

■Ⅰ型アレルギーと炎症との相違点、類似点

　食物アレルギーは特定の食品・食成分に免疫系が過剰に反応したことで起きる病気で、局所に発赤や発疹、痒みや痛み、下痢や喘息、発熱などの症状が現れてきます。同じような症状は擦り傷や火傷、薬物、紫外線・放射線など（非アレルギー性）の刺激を受けた時にも見られます。このような症状を伴う疾患を総称して炎症性疾患と呼び、単なる打撲や擦り傷から寒冷じん麻疹や胃炎、肺炎、肝炎、虫垂炎などの病気があります。炎症とは異常な状態に陥った部位（細胞や組織）を取り除き、もとの状態に再生・修復するための生体反応です。

　図⑨にⅠ型アレルギーと炎症との違いについてまとめました。両者では現れる症状や発症に係わる物質はともに同じ化学伝達物質やサイトカインが係わっていますが、Ⅰ型アレルギーと炎症では発症機序が異なっています。

　Ⅰ型アレルギーでは図⑧に示した免疫学的機序（感作と誘発）を介して発症しますが、炎症性疾患は各種刺激による直接作用によって症状が現れてきます。図には示していませんが、当然局所の変性・壊死細胞などを処

図⑨　Ⅰ型アレルギーと炎症との類似点と相違点

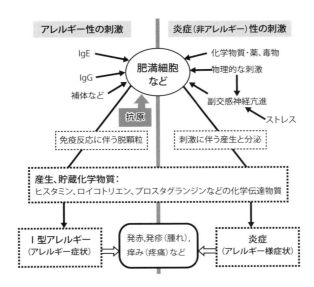

理して機能を修復・回復させるためにはともに Mφ や樹状細胞などが異物処理に当たります。

■過剰・異常な免疫反応を制御する仕組み

　免疫系は異物・非自己から身を守るために多様な方法・手段を用いて防御に当たりますが、攻撃やその余波が自己にまで及ぶ危険性は常にあります。そのため、免疫系には免疫機能の亢進に伴う危害を阻止・軽減するための制御・抑制系がいくつも備わっています。

　異物から身を守るための生体防御・免疫系の戦略・戦術は、まず体表部を覆うバリア（皮膚や粘膜）で異物の侵入を阻止、侵入してきた異物や体内で変性・がん化した細胞などに対しては胸腺で選別された免疫細胞が徐々に攻撃力を高め、異物に見合う方法・手段で安全・確実に排除すると

いうものです。そして異物が排除された後、攻撃型細胞など役割を終えた免疫細胞を直ちに死（自然死、アポトーシス）に導き、自己が攻撃を受けないようにするというものです。また、全身性の免疫系では、自己攻撃性があるもの及び異物認識性がない免疫細胞は増殖・分化の過程で淘汰され、異常な反応や異物による傷害が起きないように仕組まれています（36ページ表⑩、45ページ図⑤、48ページ図⑦参照）。

　このような全身性のもののほかに、特定の組織・臓器にも免疫機能を抑制する仕組み（末梢性の免疫寛容）が備わっています。たとえば、腸は異物である食品に対して免疫系が過剰に反応して身体に害を与えないようにして栄養素を安全に取り込めるようにできています。腸がいかにして免疫寛容を誘導しているのかは不明確な点はありますが、粘膜層のリンパ組織（腸関連リンパ組織、GALT、Gut-AssociatedLymphoidTissue）に生息・分布するB細胞に由来するIgA、そこで誘導された制御性T細胞（誘導性Treg、必要に応じてつくられる免疫機能を抑制する働きを持つTリンパ球）などがその役割を担っていると考えられています（詳細は第3章を参照）。

　では、腸管は内容物中の物質が生存に必要なもの（許容してよい異物）か否かをどのように判断しているのでしょうか？　まず、腸は取り込まれた飲食物を消化・分解、低分子化し、免疫系を刺激しないようにして吸収、利用しています。また、未消化なたんぱく質や腸内細菌類など抗原性を有する異物には粘液や、そこに含まれるIgAが捕捉、分解するなどしてこれらの異物を処理して免疫機能が動き出さないようにしています。このバリアを通過してきた異物は当然腸に生息・分布している樹状細胞などが貪食、確保した情報をもとに異物を攻撃・排除するために獲得免疫が活性化してきます。しかし、不思議なことに食品や常在菌などの特定の異物に対しては免疫系が活性化することは通常ありません。

　なぜこのようなことが起きるのかはよくわかっていませんが、腸管に生息・分布している免疫細胞や特殊な構造物が腸に固有の機能の発現に係わっていることは明らかです。その理由としては、以下の2点が挙げられます。

表⑪　免疫機能の功罪

免疫の状態		自己、自己由来の異物への応答	外来異物への応答
正　　　常		がん細胞や変性・死滅した細胞などの排除	病原性微生物の攻撃・排除、食物や常在微生物の受容、寛容
異常	過剰亢進	自己免疫疾患	アレルギー性疾患
	強い抑制	腫瘍の発生	易感染性、重症化

　①健康な人からだけでなく実験動物の血液中からも年齢、性別を問わず微量ながら免疫系が反応するに足る十分量の未消化たんぱく質・食アレルゲンが常に検出される。
　②それにもかかわらず食物アレルギーはほとんど起きない。
　このことなどから、腸には生理的に微量の未消化たんぱく質・アレルゲンを取り込む機能があり、それを粘膜下に生息・分布している樹状細胞が恒常的に貪食する異物に対しては免疫寛容（免疫機能抑制）の指示をT細胞に出していると考えることができます。また、腸管免疫に大きく寄与している分泌型 IgA 産生型の B 細胞が腸粘膜内に多数生息・分布していることからも、そこに生息する免疫細胞や構造物が免疫寛容の発現に大きく係わっていることを示唆しています。
　いずれにしても、腸管免疫系は経口的に取り込んだ飲食物や常在細菌などに対しては、過剰に反応しないように進化してきたのでしょう。しかし、食品や常在微生物であっても腸管免疫、全身性の免疫系に混乱・異常が生じた時や、あるいは食物アレルゲンや腸内に生息する常在性微生物が皮膚や呼吸器粘膜から侵入・取り込まれた時などでは免疫寛容は誘導されず、アレルギーや感染性の疾患が発症しやすくなります（表⑪参照）。また、消化管や呼吸器系などの粘膜機能が低下してバリアとしての役割が果たせなくなった時にも抗原が侵入しやすくなりアレルギー発症の危険性が高まります。

免疫系は異物を自己か非自己かを判別してやみくもに異物を排除するだけではなく、生存に必要な異物は容認するなど免疫制御・調整するための機能も同時に仕組まれています。要するに免疫や消化などに係わる臓器・器官（腸管）が本来の機能を維持している限り、危険な異物から守られるとともに、生存に不可欠な食品や常在菌などの異物を安全かつ有効に利用、共存することが可能になります。

　近年、消化器官や精神神経系、内分泌系の異常を訴える人が年々増加しています。このような人の多くが誘導性 Treg 細胞の数量や活性が大きく低下していると報告されていることなどから、今日アレルギーがいつ起きても不思議ではない人が多くいることがわかります。

第 3 章　免疫臓器としての消化管

■腸管の構造と2つの役割

　食物アレルギーと係わりの深い消化管の構造や機能、役割などについて考えてみましょう。

　消化管は口から肛門まで続く数メートルにも及ぶ管状の臓器でその内面はテニスコート1・5面分にもなる広大な面積を有し、食物の消化・吸収や貯留などを効率的に行っていることはよく知られています。しかし、腸が体内で最大の免疫臓器としても、生命維持に重要な役割を果たしていることは意外に知られていません。

　なぜ、消化管に免疫機能までもが備わっているのでしょうか？　その理由は、腸管が生存に不可欠な栄養素を異物である食品から安全に取り込み、同時に飲食物などに紛れ込み侵入の機会をうかがう病原性微生物などから身を守る必要があるからです。また、生命の維持や健康の維持・増進に重要な役割を果たしている腸内の常在微生物と共存・共栄していかなければならないからです。

　このように腸管は内容物・異物を排斥するだけではなく生存に必要なものは異物でも容認して取り込むという二律背反する役割が求められる臓器なのです。そのため、腸には全身性のものとは別に特殊な免疫機能が備わっています。この消化管に固有の免疫機能を腸管免疫と呼びます。

　腸管は飲食物の消化・吸収とともに免疫という重要な役割を担う臓器であるため、腸には両機能の発現に係わる細胞が混在しています。図⑩に腸横断面の模式図を示しましたが、腸は内腔側から消化・吸収などに係わる細胞からなる一層の細胞層、その下部には多量の免疫細胞を要する粘膜固有層、次いで粘膜筋板、粘膜下織及び蠕動運動などのための筋肉層からできています。また、内腔面は多量のIgA抗体（消化酵素抵抗性の分泌型IgA、2つの分子が結合したIgA、sIgA）を含む粘液（ムチン）層で覆われています。この層をアミノ酸や糖類、ミネラルやビタミン類などの低分子物質は簡単に通過することができます。しかし、未消化たんぱく質や細

図⑩　消化管の横断面図

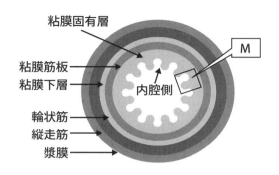

図⑪　消化管粘膜の微細構造と構成細胞・組織

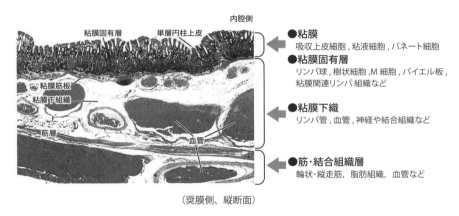

（漿膜側、縦断面）

菌などの高分子物質（アレルゲン・抗原物質）は粘液及びそこに含まれるsIgAが物理・化学的な障壁として働くため、この層を通過することは容易ではありません。

　図⑪は、図⑩のMと四角に囲んだ部分の顕微鏡写真を示しましたが、腸の機能発現に係わる主要な細胞のほとんどが粘膜と粘膜固有層（図⑪の上部、内腔側）に局在しています。腸粘膜は吸収上皮細胞や粘液細胞、パネー

ト細胞（抗菌物質を分泌）、免疫細胞などで覆われ、栄養素の消化・吸収や自然免疫（初期生体防御）機能の発現などに係わります。その下層の粘膜固有層（上部の帯状の黒い部分）には粘膜関連のリンパ組織や内腔に向けて開口する特殊な細胞を含む構造物（パイエル板、64ページ図⑬参照）など、腸固有の細胞や組織・構造物が生息、分布しています。このわずか1mm程度の厚みでしかない粘膜・粘膜固有層になんと末梢性（全身に分布している）リンパ球の60％（総重量にして1Kg）以上が配備されていることからも、腸が最大の免疫臓器として重要な役割を果たしていることをうかがい知ることができます。

■腸に備わっている特殊な免疫機能とその制御の仕組み

　腸に不思議な働きがあることは、漆によるかぶれは少量の漆を舐め続けることで緩和して自然に起きなくなるとか、離乳食は薄めの重湯から始め、よく煮炊きした白身の魚や灰汁の少ない野菜類を少しずつ増やしていくと食物アレルギーを起こしにくい子どもになるなど、古くから経験的に知られていました。

　今日、この腸に固有の免疫機能を腸管免疫（腸に特有の免疫機能、粘膜免疫）、また経口的に取り込んだ異物に対して免疫反応が抑制される現象を「経口免疫寛容」と呼んでいます。

　図⑫に腸内容物に含まれている異物と粘膜層及び粘膜固有層に分布・生息している免疫細胞との関係とその処理過程、免疫寛容の仕組みなどについてまとめました。腸内には消化・低分子化された栄養素（アミノ酸や脂肪酸など）のほかにも未消化な食物及び腸内常在菌などの抗原性がある異物が常に存在しています。また、病原性微生物などがそのなかに紛れ込んでいるおそれもあります。このような不用意に取り込むと害になる物質の侵入を防ぎ、必要な栄養素を安全に取り込むために準備されたものが粘膜面を覆うように保護している粘液層で、そのなかには多量のsIgA〔分泌型IgA抗体〕が含まれています。消化酵素で低分子化され抗原性を失った

図⑫ 腸管免疫における異物の攻撃・排除及び受容・容認の仕組みとそれに係わる免疫細胞

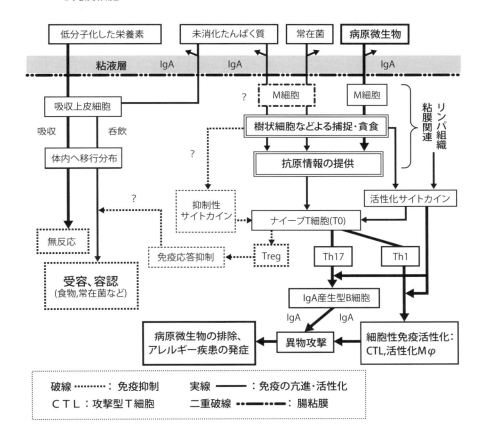

　アミノ酸やジペプチド、糖類などはこの粘液層を容易に通過、吸収上皮細胞が積極的に吸収、栄養素として利用されることになります。

　一方、未消化のたんぱく質や細菌などの高分子物質はこの粘液層が障壁となり、容易に粘膜に近づくことはできません。しかし、体調不良などにより粘液層の乱れやそこに含まれる抗体量が減少することなどがあるとバリア機能は大きく低下し、未消化たんぱく質や微生物などがそこをすり抜

けて粘膜面に接近・接着してきます。

　このような異物は粘膜、粘膜固有層に生息・分布している樹状細胞により貪食・処理されます。また、粘膜接近した一部の高分子物質は吸収上皮細胞が呑飲（飲み込み）、その一部は抗原活性を持ったまま血液中に取り込まれます。このようにして体内に侵入・取り込まれた抗原物質は全身を巡り、いずれ抗原提示細胞が貪食し、その情報をＴ細胞に提供・伝達して免疫活性が亢進、異物は攻撃を受けて除去されることになります。

　しかし、腸管免疫は全身性免疫とは異なり、このように攻撃・排除一辺倒ではなく、異物を受容するための免疫反応を抑制・調整する機能が備わっています。たとえば、液性免疫の中心は全身性免疫系がIgG抗体であるのに対して、腸管免疫系では管腔内に放出された分泌型IgAが主体になって腸内異物が体内に侵入するのを阻止しています。また、腸粘膜固有層のリンパ組織（粘膜関連リンパ組織、GALT）には、免疫制御性のTreg細胞やIgAの産生に係わるTh17細胞が誘導されるなど、全身性免疫を担う組織にはみられない機能が備わっています。

　わかっていないことはいくつもありますが、図⑫に腸管免疫系に係わる細胞がどのようにして腸内異物に対処しているのかなどについて、概要をまとめました。そのなかでとくに重要な役割を果たしているのがパイエル板と呼ばれる特殊な組織・構造物です。パイエル板の構造や免疫寛容の誘導機序などについては次項で説明します。

　腸粘膜、消化管は前述したように取り込んだ飲食物に伴う健康危害の発生を防ぐとともに、そこに含まれる栄養素を安全に利用するための機能を併せ持っています。これらの機能を担う固有の免疫細胞は直接的に、またサイトカインや抗体などを産生して間接的に相互に連携・情報を交換し、飲食物に紛れて侵入した病原性微生物などの有害な異物を攻撃・排除するとともに、生存に必要な食品を安全に取り込んでいます。この情報網が混乱や異常に陥ると当然、食物アレルギーや炎症性疾患などの病気が発症することになります。

　今日、消化器官を混乱・異常に陥れる原因、事象はいくらでもあります。

過度の心身疲労や不適切な生活環境・態度などがその例です（7ページ表①参照）。さらに、これらの要因が複合的に負荷されることで腸管免疫や消化・吸収を担う消化器官だけではなく、脳・神経系や内分泌系などの臓器にまで悪影響が及び、身体の恒常性・調整機能までもが大きく障害されることになります。とくに、消化器系や神経系など生体諸機能が未発達な乳幼児や諸機能の低下が顕著になる高齢者や虚弱者などでは、このような状況に陥りやすいため、アレルギーの発症リスクはより高くなってきます。

　幼児や高齢者はもちろん、一見健康そうに見える成人でも消化器官の機能を常に良い状態に保つことが重要で、腸に余計な負担をかけないような自分に合った食事内容や食べ方をはじめ、生活習慣・様式のあり方、心身疲労の解消方法などを考えた暮らしを積極的にすることです。心身の疲労の程度と腸管で誘導される制御性のTreg細胞の数、その活性の程度が逆相関するという報告があるなど、現代人が食物アレルギーを発症しやすい状態にあることは否めません。

■腸管免疫の要　パイエル板の構造と機能発現の仕組み

　腸に固有の免疫系には、飲食物とともに侵入・取り込まれた病原性微生物などの危険な異物を攻撃・排除するとともに、生存に必須の異物は受容するという異物に対する二律背反の対応が必要であることは前述しました。このような腸特有の免疫機能（腸管免疫）を生み出しているのが樹状細胞などの抗原提示細胞やT及びB細胞などの免疫を担う細胞が多数集簇（しゅうそく）している粘膜関連リンパ組織と呼ばれる部位で、腸粘膜層の所どころで見られます。

　そのなかでとくに重要な役割を担っているものがパイエル板と呼ばれる組織・構造物で、細胞性及び液性免疫を亢進、あるいは制御・調整することで異物の害から身を守り、飲食物や腸内の常在菌などを安全に利用、共生するためのものと考えられています。

　パイエル板は図⑬で示すようにドーム状をした組織・構造物で、主に回

図⑬　パイエル板の構成細胞と役割（模式図）

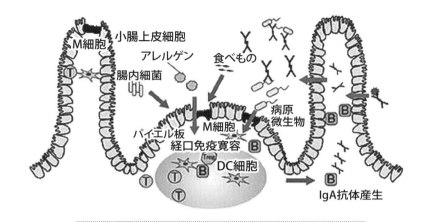

出典：小川智久、消化吸収だけではない！腸は最大の免疫装置
Rika Tan、2010年5月24日号

　腸部の粘膜面に露出した形状の腸関連リンパ組織の一部です。パイエル板は腸内容物中の主に病原微生物を積極的に取り込むためのものと考えられていますが、食物アレルゲンや腸内常在菌などの貪食・処理や腸管免疫の発現にも係わっていると考えられます。また、パイエル板は腸内異物や腸内細菌の監視や制御を行うなど、腸内環境の維持・改善のための重要な組織でもあります。

　パイエル板の表面構造は周辺部の粘膜面とは異なり、短い絨毛を持つ上皮細胞で覆われ、その所どころにM細胞と呼ばれる上皮細胞由来の特殊な細胞が散在しています（図⑬参照）。また、M細胞の直下には異物を貪食して獲得免疫の起動に重要な役割を担うMφ（マクロファージ）や樹状細胞、多数のT細胞やB細胞が控えています。パイエル板に近づく異物をその表層部に生息しているM細胞が積極的に捕捉しますが、その役割

や存在意義などについてはよくわかっていません。しかしM細胞は、異物を積極的に捕捉するためのGP2という最近発見された特殊な細胞膜受容体で異物を捕捉し、そのまま隣接する樹状細胞へ手渡す(トランスロケーション)ことだけをしていることから、今のところ異物情報の収集だけに特化した細胞ではないかと考えられています。

　いずれにしてもパイエル板に接近した腸内異物の取り込みは、ドーム表面のM細胞が中心になって行います。M細胞が捕捉した異物は樹状細胞が受容体(TLR、トール様レセプター)で受け取り貪食、強力な酵素で分解、確保した異物・抗原情報をその直下にいるT0に提供・伝達します(図⑬参照)。樹状細胞から受容体・レセプター(TCR)を介して、抗原情報をもとにT0細胞はTh1またはTh2あるいはTreg(誘導型の制御性T)細胞などへと増殖・分化していきます。このときにT0細胞がどのタイプの細胞(Th1やTh2などの免疫亢進に係わるもの及び免疫抑制に係わるエフェクター・効果細胞など)に分化するのかは、異物の種類・抗原の構造や処理に係わった抗原提示細胞の種類・タイプ、あるいはその場に局在していたサイトカインの種類・量などによって決まると考えられています。

　腸管は異物を自己か非自己だけではなく、その必要性までをも評価・判断して的確に異物に対処しなければならない臓器、部署であるため、全身性のものとは別に腸固有の免疫機能が必要になったのでしょう。おそらく、進化の過程で腸は生命活動に必須の食品は異物であっても安全に取り込み、利用しなければならない臓器であったため、局所性に免疫抑制・制御機能、経口免疫寛容が必要になり、その中心になるパイエル板を含む粘膜関連リンパ組織が腸粘膜につくりだされたと考えられます。

第4章
食の現状と食物アレルギー対策

■わが国の食を取り巻く環境

　第二次世界大戦で壊滅的な打撃を受けたわが国は驚異的な速さで復興、近代国家へと発展してきましたが、その一方で、残念なことに長く受け継がれてきた伝統的な生活習慣・様式などが急速に失われてしまいました。とくに食生活における変化は著しく、ここ4、50年の間に米や野菜類、魚介類中心のいわゆる日本型の食生活から、動物性たんぱく質や脂質が多く根菜類の摂取量が少ない西欧型へと大きく変化していきました。また、経済活動の進展や社会組織・構造の多様化・複雑化などに伴い手軽に食べられる加工食品が尊ばれるようになり、その消費量も近年大きく増加しています。このような急速な変化、とくに食内容の変化がわれわれの心身に多大な影響を与えることになりました。

　食品は生命維持や日々の活動に不可欠なものですが、子々孫々の心身状態にまでも大きく影響を及ぼすものであることから、その安全性が常に確保・保証されていることが第一であることは言うまでもありません。そのための対策、措置はこれまでもいろいろと講じられてきました。

　わが国で「飲食による衛生上の危害発生を防止し、公衆衛生の向上を目的」にした法律・食品衛生法が制定されたのが戦後間もない1947年です。その後JAS法（日本農林規格）をはじめとして食品関連の法律が相次いで施行されました。また、社会の変化に食品安全行政が即応するように監督官庁の組織・体制の構築、その見直し・強化のための組織再編や統・廃合などが幾度も行われてきました（図⑭参照）。最近でも食に係わる行政組織の再編成、長らく懸案となっていた食品表示関連法の一元化のための関連省庁間での検討が行われ、2013年度に国会の承認を得て新法（食品表示法）が公布、2年の猶予期間をおいて2015年6月頃から施行される運びになっています。

　このような経緯を経てわが国の食に係わる法・制度が制定・強化され、またそれに付随して行政組織の改革も幾度も行われ、今日では食品の生産、

図⑭ 社会状況と食を取り巻く環境の変遷（概念図）

	昭　和　　　　　　　　→　　　平　成	
食品利用の目的	生命維持　　＋健康管理	+QOL向上、抗老化、美容、病気の予防・治療補佐
基本となる法・制度	食品衛生法、栄養改善法、JAS法	食品安全基本法、健康増進法、消費者安全法、食品表示法
	"健康日本21"、"保健機能食品制度"	
行政組織の動向特記事項	厚生省、農林省　　　　　→	厚労省、農水省、食品安全委員会、消費者庁
	食品事故・事件の多発、	行政組織の統廃合・新体制の発足
安全性の評価手段	経験的、歴史的、疫学的　→	科学的根拠
		安全性確保のための規範・ガイドラインの作成など

加工・製造面で世界的に高く評価されるまでになりました。

　たしかに、わが国で重大な食品事故や事件が発生する危険性は一昔前と比べて大きく低下しましたが、食の安全行政において見直し・改善に取り組むべき点はいくつもあり、未だに安全かつ安心して食品を食べられるという状況ではありません。事実、大きな事件・事故には至らないまでも、食による健康被害は毎年少なからず起きています。また、不衛生で危険極まりない輸入食糧や表示事項・内容に誤りがある不適切な加工食品など、近年で回収される食品は行政が把握しているだけでも年平均して900件程度はあります（102ページ表㉓、図⑱参照）。

　食品がこのような状況にありながら、監督官庁や地方自治体は是正するための対策を積極的に行ってはきませんでした。このような行政機関の姿勢が、国に対してだけではなく、食への不安や不信までも昂進させることになったのは明らかです。食品の安全確保を一義的に行わなければならない国が、国民の安全や権利よりも経済や自省の利益、企業利益優先を前面に出した施策を掲げ、同じ過ちを性懲りもなく繰り返し、国民に多大な心

身及び経済的な犠牲を強いてきた状況を、私たちは幾度も目の当たりにしてきました。

　また、消費者の中にもこのような状況に無関心な人が少なからずいて、安全確保のために消費者・国民が果たさなければならない役割（73ページ表⑫の「食品安全基本法」で規定）があるにもかかわらず、不正を働いた企業を擁護するような見当はずれな言動をすることも、食の安全確保上の問題点として挙げることができます。食の安全確保に向けた課題は行政だけではなく消費者・国民にもありますが、食の主体者である消費者がそのことに気づき、的確に言動できるようになることが、食の安全をより実現させるための確実で最も早い方法・手段であることは明らかです。

　今後、加工食品の増加・消費の拡大や輸入食品・食糧の増大などに伴い、食の害から身を守ることはさらに困難になることは間違いありません。多くの企業が今後もより安価な原材料を世界各地から輸入して食品を生産・加工製造し、より安価な商品を得るために低労賃の現地製造に走ることなどを容易に想像できるからです。また、食品の嗜好性や保存性、見栄えなどをよくするために多種多様な化合物が添加されるという状況が見直されるとは思われないからです。

　国が許可している添加物は年々増加しています。しかし、食品に多用されている添加物はその安全性が科学的に調べられているとはいえ、古くから安全であるとして使用されているものでさえ、その多くが複合的、長期的に摂取した時の生体への影響については未だに推測の域を出ない状況にあります。一生涯に食品とともに摂取する添加物の総量は300kgを超えると試算されていますが、このようなものを含む食品を無批判に受け入れ、日々食べ続けることが健康を害する大きなリスク要因になることは言うまでもないことです。

　そのほかにも食の安全性を考えるうえで問題となるのが輸入食品・食糧の検査体制や検査の仕方などです。今日わが国では毎年200万件（4,000万t）を超える食糧や現地調達の原材料を加工・製造した食品が輸入されています。しかし、現状の組織体系で検査可能な件数はそのなかのわ

ずか10％程度で、ほとんどが十分な検査がなされないまま簡単な書類審査だけで国内に持ち込まれ流通・販売されています。このような状況を変えることは、多少の検疫体制や検査員数の見直し・増員などが行われたとしても困難なことで、わが国の食糧自給率が大幅に改善されるか、国民の危機意識が大きく変わらない限り期待できることではありません。

また、今日市販されている食品には栄養成分や意図的に加えられた添加物のほかにも、原材料の栽培・飼育環境に由来する物質、製造・加工の際に原材料などから生じるアクリルアミドやトリプトファンなど、発がん性が懸念される熱変性・分解産物などが含まれていることが知られています。また、今後世界的な規模で発生が予測されている食糧不足や環境汚染の深刻化などに伴い、食経験の乏しい原材料や遺伝子組換え作物（国が安全と認めたトウモロコシや大豆など8種299品目の農産物。2015年1月15日現在）などが食品として摂取される機会がわが国でもさらに高まり、食の安全・安心を確保することがより難しくなると思われます。

このように食事情が深刻化するなか、食の安全の確保に関して国や食品事業者だけにすべてを委ねるのではなく、消費者・国民が危機感を持って国や企業の食の安全確保のための取り組み・活動に関心を持ち、積極的に言動する必要があります。

とりわけ以下の4点が重要です。

①食品に係わる事業者が高い倫理観を持ち、法・制度に則り、また消費者と相互信頼のもとに食品の生産、加工・製造、販売・提供を行う。

②すべての食品・商品に消費者が必要とする公平・公正・科学的にまとめられたわかりやすい情報・資料（表示や販売時の説明など）が貼付・提供される。

③国や企業が食の安全確保のための調査・研究をたゆまず行い、また食に係わる消費者教育・研修などを積極的に行う。

④消費者が科学情報・資料及び表示や広告、販売用資料などを正しく理解し、食品の良し悪しや要・不要を正しく評価、選別、保存・取り扱いや調理・摂取などができる知識と技術を身につける。

これらのことが的確に行われてはじめて、食の安全確保は実現するものです。
　とくに、④に示した内容は食の安全確保のためには最も重要なことです。食の主体者である消費者・国民の1人ひとりが、事業者などから提供・伝達される情報・資料の真偽やその商品の要・不要などを正しく判断することができるだけの知識・情報を収得・集積するなど、レベルアップを図ることが食の安全・安心確保のための礎になるのです。

■食品関連法・制度の概要と食の安全確保上の課題

　食に係わる現行法・制度と食品安全行政組織、消費者が商品を正しく購入、安全に食べるための主要な情報源である食品表示について考えてみましょう。
　表⑫に食に係わる主な現行法とその目的、所管省庁などについてまとめました。戦中戦後の食糧事情の悪化に伴って低下した食品の品質・安全性の向上を図り、国民の健康を回復・増進させるための法律として食品衛生法及び栄養改善法が相次いで制定されました。その後も国はより良い食品安全行政の確立を目指して食や消費生活に係わる法・制度の施行、既存法の見直し・改正などを行ってきました。
　最近でも2003年に食の安全確保の基本事項（概念）を基底した食品安全基本法、同年に廃止された栄養改善法に替わって健康増進法が新たに施行され、また2013年6月には食品表示法が立法化（2015年6月施行予定）されて今日に至っています。
　これらの法律は関連の省庁が分担して所管し、また法に基づく役務も所管の省庁がそれぞれ独自・個別に行ってきました。そのため、関連省庁間の関係が錯綜して食品安全行政を一貫して行うことが困難になりました。たとえば、当時食品衛生法を所管していた厚生省（現厚労省）は同法と一部重複する事項・内容が盛り込まれていたJAS法を所管する農林省（現農水省）と、法の解釈や面子、利権などを巡って仲たがいし、長期間にわ

表⑫　食の安全・安心確保のための主な現行法の概要

法律名	目的	所管省庁
食品安全基本法	食の安全確保に関し基本理念及び関係者（国、地方自治体、事業者、消費者）の責務・役割などを定め、また食の安全確保に向けた施策を総合的に推進するための法律（2003年制定された概念法）	消費者庁
食品衛生法	飲食に伴う衛生危害の発生を防止し国民の健康の保護を図るための法律で食品等の成分規格や製造・加工・輸入・販売業者等が守るべき基準、行政による監視指導等、及び食中毒等発生時の措置等を規定。1947年制定	厚生労働省
消費者基本法	消費者の権利の尊重と消費者の自立支援を基本理念とし、消費者政策の基本事項を定めた法律（2004年に改正）	消費者庁
JAS法（農林物資の規格化及び品質表示の適正化に関する法律、日本農林規格）	農林物資（飲食料品及び油脂、農産物、林産物、水畜産物及び水産物並びにこれらを原料又は材料として製造、又は加工された物資）の品質の改善、生産の合理化、取引の公正化及び使用又は消費の合理化を図るための法律。農林物資への表示の義務化により消費者の適正な商品選別行動が加速できる。1950年制定	農林水産省、一部消費者庁
景品表示法（不当景品類及び不当表示防止法）	商品及び取引に関連する不当な景品類及び表示による顧客の誘引を防止するための法律。虚偽、誇大な表示の禁止、1962年施行	公正取引委員会、一部消費者庁
農薬取締法	農薬の適正化とその安全かつ適正な使用の確保を図り、もって農業生産の安定と国民の健康の保護と生活環境を保全するための法律	農林水産省
家畜伝染病予防法	家畜の伝染性疾病（寄生虫病を含む）の発生を予防し、畜産の振興を図るための法律	農林水産省
と畜場法	食用に供する目的で行う家畜や食鳥の処理について、処理を行う事業者の処理施設や衛生管理の基準及び疾病検査の実施等について定めた法律	厚生労働省
健康増進法	国民の健康増進の総合的な推進に関し基本的な事項を定め、国民の栄養の改善と健康増進を図るための法律（1948年施行の旧栄養改善法を廃止し、2003年制定）	厚生労働省、一部消費者庁
薬事法	医薬品、医薬部外品、化粧品などの品質、有効性及び安全性の確保及び指定薬物の規制に必要な措置を行うためなどの法律。医薬品や医薬原材料などを含む食品（健康食品）の取り締まり	厚生労働省
消費者安全法	消費生活における被害を防止、消費者が安心して安全で豊かな生活を営むことができる社会の実現・安全を確保するための法律。2009年制定	消費者庁
食品表示法	関連法律に分散されていた食品表示に関する条項の一元化に伴い公布された新法。2013年に公布、施行は2015年から	消費者庁

図⑮　消費者庁が所管する主な法律と表示規定項目

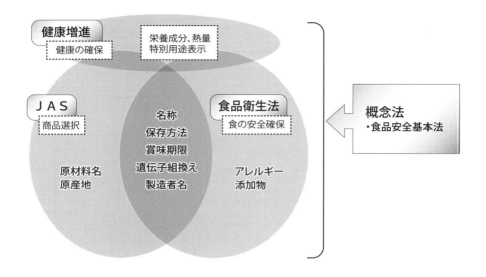

たり役務遂行上の大きな妨げになっていました。当然、このような縦割り行政が省庁間の関係を悪化させ、食品安全行政が統一性・一貫性を欠いたものになるのは明らかで、消費者・国民に食の不安や行政への不信を、また企業活動を混乱させる大きな原因になったことは多くの関係者が知るところです。

　近年、国はこのような関連省庁間の不適切な関係を是正・解消するために、また食の安全確保に係わる世論の高まりを受けて現行法・制度の見直しや新法の制定、行政組織の改革・統廃合などを相次いで行ってきました。その結果、これまで多くの問題点が指摘されていた食品に係わる法・制度及び関連する役務を一括管轄するための消費者庁が2009年9月に新設されました。そして、同庁が消費者安全行政の司令塔として厚生労働省や農林水産省、公正取引委員会、警察庁など関連省庁と連携・協力して、消費者保護、企業・事業者の監視・監督、指導・取り締まりなどに当たるこ

図⑯　食品行政を担う省庁と相互の関係

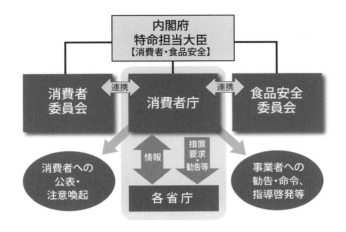

出典：消費者庁ホームページ

とになりました（図⑮、図⑯参照）。

　このような食の安全確保に向けた国の動きを背景にして事業者・企業は生産や製造設備や機器・機材、生産・品質管理法、従業員・管理者教育などの見直し、改善・強化や新しい手法の導入などを積極的に行ってきました。その結果、工場設備や製造管理・検査体制などはより充実したものになり、製品の品質・信頼性は年々高まり、世界的に高い評価が得られるまでになりました。しかし、現実は前述のように、不適切・不良で危険な食品が販売され、回収されるという事態は未だに頻繁に発生しています。また、食品で健康を大きく損なう人もたくさんいます。

　食物アレルギーや食中毒など食に伴う健康危害は食品そのものが原因で発生するものですが、そのほかに食べる人の状態や保存・調理方法などが発症や発現する症状の強さ、予後などに影響を与える要因になります。そのため、食に係わる広範な知識・情報を保持していることが安全な食生活

を営むためには必要であることは明白です。

　しかし、こと情報の取り扱いや管理のあり方・公開情報の範囲などに関して、今日いくつもの問題が提起されているように、わが国が情報公開の分野で後進国であることは疑いのない事実です。このような観点から見れば、これまでわが国が進めてきた食の安全確保のための対策は、食品の品質の向上に注力したもので、それを安全・安心して購入・摂取するために不可欠な関連情報は軽視され、単に体裁を整えるだけのものではなかったのかと疑いを持たざるを得ません。現に、原発事故による汚染地区や食品汚染に関する情報など国や企業に不利・不都合な情報の統制や隠ぺい疑惑、食の安全より経済や利益が優先される状況などから、国や企業から発信、提供される情報の信ぴょう性を疑いたくなるのは無理からぬことと思われます。

　今日、わが国は多量の食糧を世界各国から調達、それを原材料として製造した多種多様な加工食品が市場に溢れ返り、食の安全確保を確保するためには関連する情報が不可欠になっています。実際、正確な情報・知識の不足が原因で食品が健康危害に繋がった例はいくつもあり、そのなかでとくに問題になっているのが健康に良いことを謳って販売されている「いわゆる健康食品」です。

　「いわゆる健康食品」とは国が許・認可した特保（トクホ＝特定保健用食品）や栄養機能食品以外の健康に良いと広告・宣伝して販売されている食品のことです。このような宣伝や食品に記載されている表示内容を信じて毎年、多くの消費者が健康被害に遭っています。重篤な例や死者まで出ています。このような不幸な事態が起きないように、国や企業は食品に貼付される表示内容は言うまでもなく、広告・宣伝内容についても情報に偽りがないか、誇大で誤解を招くような表現ではないか、また関連法・制度に則って記載されているかを厳しく確認する必要があります。しかし、このような当たり前のことが軽んじられ、安全よりも経済性・利益を追い求めることが当然のように考えられる傾向が近年強まっているように思われます。

近年、国は食品を有効に利用して国民の健康を増進させ、年々拡大する総医療費の削減を目指して、新規食品の開発及び市場拡大に向け意欲的に取り組んでいます。このような国の取り組みを背景にして、一般食品とは比較にならない量の食成分を含み、またなかには医薬品にも劣らないほどの強い薬効（食効）を持つ健康食品がすでにいくつも販売されています。
　このような医薬品的な性格を持つ製品であっても食品であるため、医薬品のような詳しい情報を提供する必要はなく、国が示した基準をもとに画一的に記載すればよいことになっています。このことが、求める製品を正しく選択し、安全に摂取するうえで大きな問題で、健康を損なう主要な原因になっていることは国も認識しています。にもかかわらず、食品表示基準の見直しには非常に消極的です。さらに、規制緩和と称して医薬品だけに認められていた剤形や表現・文言を許可するまでに至っています。
　国は食品を「消費者が自己責任で購入して安全に食べるべきもの」と位置づけています。そのことは関連する法律にも明示されています。そのように位置づけられているのであれば、食の現状を認識し、食品を正しく選別、安全かつ安心して食べることができるだけの情報・資料を、消費者にいろいろな機会を捉えて実直にわかりやすく解説を加えるなどして提供・伝達することこそが、国や企業の最も重要な責務、社会的使命になるはずです。
　食の安全確保に向けて法律の整備や行政組織改革・再編成が行われ、消費者の利益・権利に重きを置いた行政・施策が行われるものと多くの人が大きな期待を抱きすでに数年が過ぎましたが、未だに食品事故・事件が減少する方向にはありません。その原因は消費者・国民の情報・知識不足もありますが、それをいいことに、安全確保に必要な情報もいろいろなことにかこつけて隠ぺいするような行いを重ねてきた監督官庁の姿勢にあることは明らかです。

■現行の表示制度と新食品表示法の概要

　近年の加工食品の増加や販売・流通網の拡大、あるいはまた世界的規模で進行する環境汚染などに伴い食品への不安、不信は確実に増大しています。このような状況のなか、食品を安全・安心して選別・食べるためには、正確でわかりやすい情報が食品表示として貼付されている必要があります。

　今日、消費者の多くが食品の購入に際して表示の内容を確認、拠り所にして必要なものを購入していると思われます。ちなみに、消費者庁が2011年12月に実施した消費者アンケート調査では、半数以上の人が安全性の確認のために表示を参考にしていることが報告されています。しかし、現行法・制度で義務づけられている表示内容・項目だけでは、多数の類似商品の中から食品を正しく選択、安全に食べることに不安を感じている人が多くいることも事実です。

　表⑬は、食品表示の目的・役割をまとめたものです。その目的・役割は表に示すようにいくつもありますが、当該食品に関する正確な情報を事業者・生産者や製造・販売者から消費者へわかりやすく伝えることに尽きます。また、食品表示は消費者だけでなく事業者にとっても重要な情報源で、食品の生産・製造・加工工程から販売に至るまでの一連のルートを追跡するための資料・情報などとして利用されています。たとえば、不適切・不良な食品が原因で不幸にして事故・事件が発生した場合には、表示内容をもとに対象となる製品を直ちに特定でき、該当する製品を迅速かつ確実に回収できるため、被害・損害の発生やその拡大を最小限にとどめることが可能になります。また、生産・製造や販売現場の改善・改革のための基礎情報として品質の向上や体質の改善などにも役立つものです。

　今日食品への表示が義務づけられている項目・内容は、商品名や原材料名（アレルギー物質や遺伝子組換え農作物、食品添加物名など）、成分・容量、消費・賞味期限、原産地、保存方法、生産・製造者名、アレルギー表示を含めた使用上の注意事項などです。事業者・企業はこのような国が定めた

表⑬　食品表示の目的・役割

①製造業者、生産者から消費者へ提供される公式文書
②製品情報を正確に伝えることで消費者の安全と安心を確保する
③消費者が自己判断で正しく選択、安全に食べるための重要な情報源
　とくに、アレルギー表示は患者やその家族などに危険であることを知らせる
④製品の生産から製造・加工、販売に至る過程を迅速・確実に知るための情報源

表示基準やマニュアルなどに準拠して必要な事項・内容を記載、食品に貼付することになります。しかし、食の安全が声高に叫ばれるようになって久しくなりますが、同じような成分を含み、同じ目的で使用される商品に貼付されている食品表示のほとんどが、単に国が示した表記例をほとんどそのまま転記したものでしかなく、信頼して選別し、安心して食べるための情報源というにはあまりにも心許ないものです。

　このような受け入れ難い状況が長らく続いていますが、近年多発した食品事故・事件により高まった食品への不信・不安を払拭し、また失墜した信用を回復するために、国は行政組織や食品安全行政のあり方などの見直し作業を続けてきました。その結果、消費者庁が新設され、その役務の根拠になる法律の改訂や新法の公布などが相次いで行われました。その過程で食の安全確保において重要な位置づけにあり、また長年の懸案事項であった食品表示に関する一元化のための作業が優先的に行われ、食品表示法が2015年度に国会の承認を受けて公布されました。

　表⑭に食品表示法の概要を示しましたが、食の安全確保に不可欠な情報提供のあり方や情報の質を重視したものであると感じられる内容です。また、これまで批判が多くあった関連省庁の連携や権限の強化を行い、効果・効率的な法の執行を目指すものです。本法が2017年度に発効することで現行法・制度で長年の課題であった消費者の権利［安全の権利、知らされる（知る）権利、選ぶ権利、意見を表明する権利など］が確保でき、安全

第4章　食の現状と食物アレルギー対策　　79

表⑭　食品表示法の概要

目的・基本理念	現行法・制度との違い（改善、強化点など）
消費者基本法に基づき食品表示の義務付けの目的を統合・拡大し、食品による危害の発生防止及び国民の健康増進を図る（消費者権利の尊重と自立の支援）	・整合性の取れた表示基準の制定 ・消費者と事業者双方にわかりやすい表示 ・栄養と生活管理による健康増進に寄与 ・効果的・効率的な法の執行（関連省庁間の連携、及び違反調査のための権限や罰則の強化など）

かつ安心して消費生活を送ることができる社会が到来すると期待されます。

　今日、食の安全確保に不可欠な情報が重要であるとの認識が高まってきています。市場には世界各地から輸入された原材料を使用した加工食品が氾濫し、効果（食効）や機能性の記載が認められるトクホなどの機能性を訴求した多くの食品が販売され、その数はさらに増加することが予想されるからです。とくに、国は健康食品を通じて国民の健康を増進、病気の予防を目指していることから、今後さらに多くの製品が販売されると考えられます。このような食品は不適切に利用すると健康を害するおそれがあるため、一般用医薬品（OTC、大衆薬）と同様とは言わないまでも、それ相応の科学的な情報・知識が附随していなければ安全かつ有効に利用することは困難であることは明らかです。

　しかし、これらの効能（食効）を謳う食品も法律上は食品であるため、安全に係わる情報はとくに軽視されがちで、長らく食品を取り扱ってきた事業者・企業にとって表示内容や販売時の情報提供・説明が重要であるとの考えを持つことは難しいことと思われます。その考え方を改める必要があります。また、消費者も食品だから安全であるという考えを改め、安全に使用・摂取するための情報が欠落したものや購入時に説明がないものは購入しないという姿勢を貫くことが、食の安全・身の安全を確保するためには必要なことです。

■アレルギー表示が必要な食品と記載が不要な食品

　食品は一生涯食べ続けなければならないものですが、食品は本来的に異物・非自己で、その選択や摂取法などを誤れば健康を害する危険性さえあります。とくに、たんぱく質は主要な栄養素であるとともに免疫系を活性化させる作用を持つ食成分であり、主要なアレルゲン物質でもあります。同様に一部の脂質や人工甘味料、食品添加物（表⑮参照）、食品への混入が避けられない環境汚染物質などにもアレルギー誘発作用があることが知られています（100ページ図⑰、115ページ表㉘参照）。

　食品が有用性と有害性とを持ち合わせていることは古くから知られていました。近年、食品から薬理作用を持つ食成分が次々と発見・単離され、作用発現機序も次第に明らかになってきました。また、食品にはアレルギー誘発性や発がん性が懸念される成分、食品の生産や加工・製造過程で混入・新生する多種多様な食品汚染物質などが含まれていることも判明してきました。このような情報・資料は食品を安全かつ効果的・効率的に摂取し、また食の危害から身を守るための情報として利用価値が高いものです。

　しかし、今日のような経済性や利益が優先される社会で注目され、尊ばれるのは有用性を示す情報・資料が中心で、利に反する安全性に関する情報の多くが厄介でネガティブなものとして顧みられることなく、いつしか目の届かないところへ追いやられてしまうという運命にあります。ほとんどの食品にアレルギーを引き起こす固有の成分が含まれていることが明らかになった今日、このような情報・資料こそ、表示として記載できなくとも、食に伴う危害の発生を防止・軽減化するために消費者の啓発用資料などとして積極的に開示・提供すべきです。

　食品表示の中でアレルギーに関する注意事項は安全確保情報でもとくに重要なもので、アレルギー患者やその家族にその食品が危険であることを確実に知らせる・警告するためのものです。しかし、今日、表示基準で提供が求められている情報量・内容では、表示を参考にして選んだとして

表⑮　アレルギー誘発性が確認及び疑われる糖類と食品添加物の例

	誘発があることが確認されたもの	疑いがあるもの
食品扱いの糖類	<u>エリスリトール</u>、<u>ガラクトオリゴ糖</u>などの各種オリゴ糖	
食品添加物	<u>キシリトール</u>、<u>ステビア</u>、<u>サッカリン</u>、<u>ソルビトール</u>、着色料[コチニール（青色）色素、赤色色素など]、保存料（亜硫酸Na、プロピオン酸など）、酸化防止剤（EDTANa、ビタミンEなど）、糊料（アカシアガム、ポリアクリルNa酸）など	<u>スクラロース</u>、<u>アセスルファムK</u>

・アンダーラインは糖類・甘味料
・食品添加物は表示義務があるが、食品であるエリスリトール、ガラクトオリゴ糖などには表示の義務はない

　も、食物アレルギーの抑止効果は限定的なものにならざるをえません。なぜなら、アレルギー表示の対象になる食品・原材料が限られているからです。アレルギーの原因物質を含むものであっても食品に含まれている量が微量、現れる症状が軽度、あるいは発症メカニズムが不明確な場合などは、情報提供・表示を行う義務は今のところ課せられていないからです。また、そのような情報を消費者に提供・伝達するシステムもありません。

　さらに、惣菜店や飲食店で販売されている食品に強力なアレルゲンや多くの人にアレルギーを起こすおそれがある原材料が含まれていても、表示や説明の義務がないなど、アレルギー防止・軽減のための取り組みは一貫性を欠いた不合理なものでした。このことに関しては関連省庁で食品表示法が施行される2015年6月以降も継続的に検討、見直されることになっています。

　表⑯にアレルギーを引き起こすことが科学的に証明されている27品目の食品・原材料を示しましたが、これらを含むすべての食品に表示が義務づけられているわけではありません。

　今日、食品表示が求められているものはこのなかの卵（鶏、あひる、うずらなどの卵。ただし、魚や亀などのものは除く）や乳（牛と水牛の乳。

表⑯　食品衛生法で表示が規定されている食品

表示義務の7品目 （特定原材料）	卵、乳、小麦、そば、落花生、カニ、エビ
表示が奨励されている 20品目（準特定原材料）	あわび、いか、いくら、オレンジ、キウイ、牛肉、くるみ、さけ、さば、大豆、鶏肉、豚肉、まつたけ、もも、やまいも、りんご、バナナ、ゼラチン、ゴマ、カシューナッツ

表⑰　アレルギー表示の記載例

①原材料ごとに記載されている場合
原材料名：じゃがいも、にんじん、ハム（**卵・豚肉**を含む）、マヨネーズ（**大豆油**を含む）、たんぱく加水分解物（**牛肉・さけ・さば・ゼラチン**を含む）、調味料

②一括して記載されている場合
原材料名：じゃがいも、にんじん、ハム、マヨネーズ、たんぱく加水分解物、調味料（アミノ酸等）、（原材料の一部に**卵、豚肉、大豆、牛肉、さけ、さば、ゼラチン**を含む）

太字括弧内はアレルギー表示対象の食品・原材料（特定及び準特定原材料）の名称

ただし、ヤギやめん羊の乳は除く）、小麦（大麦やライ麦は除く）、そば、落花生、カニとエビ（カニ類とエビ類のほとんどすべて）の7種の原材料を含む加工食品だけです。これら7種の原材料は多くの人にアレルギーを引き起こすものや生命に関わる重篤な症状を誘発する危険性があるもので「特定原材料」と呼ばれ、食物アレルギーの予防、治療や症状の軽減化対策などを行ううえで摂取や調理・取り扱いにとくに注意が必要な食品・原材料です。このなかでそばと落花生は重篤な症状が起きる危険性が高く、また、卵や乳、小麦とカニ・エビは多くの人にアレルギーを誘発するおそれがある原材料・食品に該当します。

　表⑰は、現行の法・制度に基づいて、7種の特定原材料及びそのアレルギー誘発成分（アレルゲン）を一定量以上含む加工食品に貼付されることになる表示の例を示しました。該当する成分・原材料名をわかりやすくし

て（太字や色を変えての記載など）、容器または包装の見やすい箇所に表示・貼付することが事業者に義務づけられています。しかし、特定原材料及びそれに由来するアレルゲンが含まれているにもかかわらず、そのことが記載されていないものがあります。

　一方で、製造加工過程でアレルゲンが微量混入し、食品が回収されたことを通告する社告や新聞記事をしばしば見聞するという状況が未だに続いています。当然、不良・不適切な食品のすべてが回収されていると信じたいところですが、アレルギー患者やその懸念がある人などにとっては、このような食品がほんの短時間でも市場に出たことだけで大きな脅威です。

　特定原材料以外にもアレルギーの原因になる食品はいくらでもあります。国はこれらの食品の中からアレルギーの発生頻度や強さにおいて特定原材料ほどではないもの、科学的な知見が十分に得られていないと判断した食品・食成分を「準特定原材料（特定原材料に準ずる原材料）」に指定しています。現在、準特定原材料には、最近追加されたバナナ（2006年）、ゴマ、カシューナッツ（2013年）に加え、表⑯の下段に示した20種の食品・原材料があります。これら20種の原材料を含む食品・商品への表示は事業者の判断に任せられていますが、準特定原材料を含む食品にもアレルギー表示を記載することを国は推奨しています（厚生労働省通知）。

　今後もアレルギー誘発性が科学的に証明された食品・食成分は準特定原材料に順次追加されることになります。また、現時点では準特定原材料であっても将来患者数の増加や強い症状を引き起こすことが明らかになれば、2008年に追加指定された「エビ」と「カニ」と同様に特定原材料として食品への表示義務が生じてきます。

　特定及び準特定原材料に指定されている27種の食品以外にも、米やヘーゼルナッツなどをはじめとして多くの食品にアレルギーを引き起こす成分（アレルゲン）が含まれていることが知られています。また、近年これらの食品が原因と考えられるアレルギーも増加してきています。

　このようにアレルギー誘発性がある食品・原材料は国が指定したものだけに限られるものではなく、すべての食品にアレルゲンとして働く固有の

たんぱく質が含まれていると考えておく必要があります。ちなみに、国立医薬品食品研究所には2,000種を超える食物アレルゲンに関するデータが蓄積されています。また、免疫系を介さずに細胞・組織や臓器に直接作用してアレルギー様の症状を引き起こす食品・食成分物質、あるいは原材料・食品の栽培や飼育などを介して環境汚染物質などが食品に混入していることは、多くの報告が示しています。このような物質を仮性アレルゲン（97ページ表㉒参照）と呼びます。

次項からは特定及び準特定原材料や、現時点ではアレルギーの注意記載は求められていないが、食べればアレルギーを引き起こすおそれがある食品とそのたんぱく質・アレルゲンの特性、アレルギー誘発機序などについて順次示します。

■特定原材料に含まれるアレルゲン（たんぱく質）とその特性

表⑱は、7種の特定原材料それぞれに含まれる代表的なたんぱく質・アレルゲンとその特性などについてまとめたものです。これら特定原材料に指定されている7種食品・原材料にはそれぞれ固有のたんぱく質（アレルゲン、抗原物質）が含まれています。たとえば、卵にはオボ（卵）ムコイドやオボアルブミン、リゾチームなどが、また、乳にはカゼインやラクト（乳）グロブリン及びアルブミンなどのたんぱく質・抗原物質がそれぞれ含まれています。これらのたんぱく質はいずれも強い抗原性・アレルゲン性（免疫反応を引き起こす性質）を有し、熱や酵素に抵抗性を示すため煮炊きして食べたとしても抗原性が大きく低下・消失することはあまり期待できません。

一般的にたんぱく質は熱を加えると変性して消化酵素の作用を受けやすくなるため、加熱調理して食べると腸内で消化が進み抗原性を持たないアミノ酸やジペプチドにまで分解されて栄養素として吸収、利用されやすくなります。しかし、オボムコイドやカゼインなど卵や乳の代表的なアレルゲンは、前述した理由から調理してもアレルギーが誘発される危険性は常

表⑱ 特定原材料とそこに含まれる代表的なアレルゲン

食品	アレルゲン	特記事項
卵	卵白中のたんぱく質（オボムコイド、オボアルブミン、リゾチームなど）	・オボムコイドは耐熱、難消化性であるため加熱して食べてもアレルギー誘発性がある ・アルブミンは強い抗原性を有するが加熱により変性、消化され易くなるため、アレルギーの症状は現れにくくなる ・6歳までの食物アレルギーの原因食物の第1位であるが7歳頃までにはほとんどの子どもで寛解（原因食品を食べても自然に症状が出なくなる） ・卵白は多くの加工食品の原材料や添加物などとして使用されている ・離乳時の卵白の使用は慎重に：早期の離乳、多量の摂取、低温加熱の食品（茶碗蒸し、プリン、ババロアなど）などに注意する ・リゾチーム（卵白中の酵素）を含む薬（風邪薬、一部のワクチンなど）の服用にも注意する ・ウズラの卵と交差性があるが、鶏肉やイクラとの交差性はない ・卵アレルギー児が成人以降に別の鳥抗原の感作・吸入により呼吸器障害を発症することがある（鳥 - 卵症候群） ・卵黄中にも弱い抗原性があるホスビチンやアポたんぱくなどの成分が含まれる
乳	たんぱく質（αカゼイン、βラクトグロブリン、ラクトアルブミンなど）	・主要アレルゲンであるカゼインは耐熱性（抗原性は低下しにくい） ・6歳までの食物アレルギーで卵に次いで2番目に多い原因食物：7歳頃までに多くが寛解する ・摂取過多で発症リスクが高まる - 胃腸機能低下など体調不良時はとくに注意 ・多くの加工食品に使用されているので表示を必ず確認のこと ・代替品としてたんぱく加水分解乳など特別用途食品の利用が可能 - 使用する場合は事前に専門医に相談、指導を受ける ・牛肉との交差性はないが、ヤギの乳とは交差する ・症状が似ていても乳糖不耐症という別の病気もある
そば	たんぱく質（分子量1.6及び2.4kDaアレルゲンなど）	・強い抗原性。微量でもアナフィラキシーショックが起きることがある ・抗原物質は耐熱性、消化酵素抵抗性を示す ・接触や吸入しただけでもショック症状が出ることがある ・小麦とは交差性はないが、コメやケシの実にはある
落花生（ピーナッツ）	たんぱく質（Ara h1、Ara h2など）	・抗原性が強く、アナフィラキシーショックの原因食品 ・カシューナッツ、ピスタチオ等のナッツ類やシラカバの花粉などと交差性があるが、大豆とは交差性はない ・妊娠、授乳期の多量摂取は避ける：経胎盤性や乳汁を介して胎児や新生児が感作（アレルギー発症の前段階）される危険性がある（卵や牛乳なども同様） ・接触や吸入しただけでもショック症状が出ることがある ・消化酵素耐性でローストすると抗原性が増強するが、茹でたり揚げたりして使用すると抗原性が低下する
小麦	たんぱく質（グルテニン、αアミラーゼ、グリアジン）	・消化酵素抵抗性、耐熱性：普通の調理では抗原性が低下することはないが、200℃10分で半減、121℃（加圧加熱）の2分間処理でほぼ消失するとの報告もある ・大麦、ライ麦、オート麦と交差性があるが、米とはない ・食物依存性運動誘発アナフィラキシー（食後の運動で誘発されるアレルギー）を起こす危険性が高い ・ラテックスアレルギーの人は口腔アレルギー症候群（OAS、タイプⅡアレルギー）の誘発に注意 ・水溶性のたんぱく質であるため粉末が皮膚や呼吸器から取り込まれても症状が現れることもある（パン職人喘息）
エビ・カニ	たんぱく質（トロポミオシン）	・7歳以降に発生するアレルギーの最も多い原因食物で寛解に至るのは少数 ・耐熱性、消化酵素耐性のため加熱して食べてもアレルギーが誘発される ・イカ、タコ、貝類あるいはイエダニなどと交差性があるが、魚類とは交差性はない ・エビは食物依存性運動誘発アナフィラキシーを誘発する危険性がある ・同じ甲殻類である甘エビやオキアミ、シャコ、フジツボ、カメノテなどにもトロポミオシンが含まれる ・2008年度に新たに追加指定

にあります。また、同様にそばや小麦、エビ、カニに含まれるたんぱく質も加熱や消化液に抵抗性を示すものです。

　このように特定原材料に指定されている食品に含まれる一部のたんぱく質は熱や酵素類に安定なアレルゲンであるため、患者や感作状態にある人がこのような食品を食べることはもちろん、接触や接近することさえも危険な行為になります。

　食物アレルギーの人が注意しなければならないことは、ある日突然、これまで何ともなく食べていた食品が原因になって、アレルギー症状が発現する場合があることです。なぜなら、自然界には抗原構造が類似したアレルゲンが存在するためで、たとえば、表⑱のエビとカニの特記事項の第3項で、イエダニアレルギーの人がエビやカニを食べてアレルギーが発症すると示したように、ほかの食品やアレルゲンを取り込んだ時にも同様の症状が現れることがあります。このように構造が類似している物質間で同じ現象が見られ、時に「交差（交叉）性がある」と言いますが、アレルゲン間の交差性により誘発される食物アレルギーが今後さらに増加すると考えられます（交差性については後述の「食物アレルゲンの分類とアレルゲン間の交差性」の項、表⑱、⑲を参照）。

　ピーナッツが原因で起きるアレルギーが近年わが国でも増えてきています。ピーナッツに含まれる原因たんぱく質・アレルゲン（Arah1など）は高温加熱すると抗原性が増強するという、ほかの食品では見られない特性を持っています。このような理由から、ロースト（乾煎り）したピーナッツを好んで食べる米国では、ピーナッツアレルギー患者が多数いるとされています。

　一方、中国では1人当たりのピーナッツ消費量がわが国とは比べものにならないほど多いにもかかわらず、アレルギー患者はわが国に比べても大変少ないことが知られていますが、この差は調理・加工法にあると考えられています。中国料理は主に煮るや揚げるといった方法で調理してピーナッツを食することが多いため、アレルゲン活性があまり高くならずアレルギーの発生リスクが低く抑えられるのでしょう。この点だけを見れば、

ピーナッツは高温素焼処理（ロースト）よりも煮るや揚げるなど調理して食べた方がアレルギーの予防という点では優れていることになります。わが国でも風味はともかくとして、ローストから煮炊きや揚げるなどの加工・調理法に変えることで、ピーナッツアレルギー患者は大幅に減少するかもしれません。

■準特定原材料のアレルゲンとその特性

　国はアレルギー誘発の頻度、あるいはまた現れる症状が特定原材料ほどではないがアレルギーを誘発するおそれがある食品・食成分を準特定原材料（特定原材料に準ずる原材料。表示が奨励されている食品・原材料）に指定しています。

　現在、準特定原材料に指定されている食べものは「さば、いか、あわび、いくら、鮭、大豆、くるみ、牛肉、鶏肉、豚肉、もも、りんご、キウイ、バナナ、オレンジ、まつたけ、やまいも、ゼラチン」及び2013年に追加された「ゴマとカシューナッツ」を加えた20種類の食品・原材料です。

　現行の法・制度ではこれらの原材料を含む食品にはアレルギー表示を行うことは義務づけられてはいませんが、該当する商品にその旨を記載・表示することを国は奨励しています。現在、準特定原材料を含む食品に表示や販売時の説明を自主的に行い始めた企業が増えていますが、まだまだ少数派です。

　表⑲に準特定原材料に含まれている代表的なアレルゲン及びその性状やその特性、誘発されるアレルギーの型・タイプ、現れる症状などについてまとめました。

　まず、植物性たんぱく質として馴染み深い大豆には耐熱性で消化酵素耐性のグリシンやプロフィリンなどのアレルゲンが含まれています。そのため大豆アレルギーの人は、たとえ煮炊きした大豆をよく噛んで食べたとしてもアレルギーを誘発する危険性があります。しかし、大豆たんぱく質は高圧加熱処理（120℃）や麹菌による発酵などにより、その大部分が分解

表⑲　準特定原材料とその代表的なアレルゲン、その特性

	アレルゲン	特記事項
大豆・ナッツ	たんぱく成分（大豆‐グリシニン、プロフィリン、トリプシン阻害因子。カシューナッツ‐Ana o 1 など）	・発生機序が異なる2つのタイプ（タイプ1と2アレルギー）のアレルゲンを含む ・グリシニンは耐熱性（100℃、60分）成分でクラス1アレルギーのアレルゲン。消化酵素にも安定 ・プロフィリンはクラス2アレルギーのアレルゲン（吸入アレルゲン）として作用 ・発酵や加圧加熱加工（高温処理）により抗原性は低下：長期間の熟成過程を経た味噌や醤油などには抗原性はほとんどない ・大豆と同様な成分を含む小豆やソラマメなどと交差反応性がある：大豆アレルギーの人は小豆やソラマメなどを食べても症状が出ることがある ・花粉症の患者は大豆の抗原物質に反応しやすい（とくにハンノキやシラカバ花粉と交差性あり）：口腔アレルギー症候群（OAS）を誘発 ・カシューナッツはカバノキ科の花粉による口腔アレルギー症候群（OAS）の原因になる。またラテックスとの交差性もある
魚類	たんぱく成分（パルブアルブミン、コラーゲン、トランスフェリンなど）	・魚の筋肉（普通筋≫血合筋）に含まれるパルブアルブミンは水溶性で熱に安定：煮ても焼いても抗原性が大きく低下することはないが、かまぼこなどの練り製品では水にさらす工程があるため抗原性は大きく低下する ・魚種間で交差性があるが、パルブアルブミンの量は魚種間で大きく異なる（ブリやタイには少ない。） ・食用ガエルと交差性あり（筋肉内にパルブアルブミンを含む） ・コラーゲンはゼラチン状態になっても抗原性は変わらない ・豚や牛、あるいはエビ・カニやタコ・イカなど甲殻類や軟体動物などのコラーゲンとの交差性はない ・青魚に含まれるヒスタミンなどの仮性アレルゲン（表㉑参照）が原因でアレルギー様症状が発現することもある（一種の食中毒）。その他、アニサキス（魚類の寄生虫の一種）によるアレルギーにも注意 ・魚卵（いくらやたらこなど）が原因で起きるアレルギーの原因成分としては雌固有のたんぱく質のリポビテリンやβコンポーネントなどがある
果物類	たんぱく成分（キウイのアクチニジン、パイナップルのブリメリン、バナナのアミラーゼ、マンゴーのカルドール などの酵素類）	・ほとんどの果物が何らかのアレルギー様症状を誘発する成分を含むが、その多くは加熱により一部またはすべてが分解される ・果物類のアレルゲンは相同性が高いため相互に交差性がある ・多くの場合タイプ2の食物アレルギーである口腔アレルギー症候群（OAS、食直後に口腔内、口腔周辺に腫れや痒み、湿疹などのアレルギー症状が出現）の原因になる。手・指・顔等や全身性の症状が出ることもある ・とくに花粉症の人はOASになりやすい（シラカバ花粉症とリンゴ、ナシ、モモなどのバラ科の果物が、またブタクサ花粉症ではメロンやスイカなどのウリ科の果物、カモガヤの花粉症はオレンジやグレープフルーツなどの柑橘類への注意が必要） ・キウイはラテックス（ゴムの木の樹脂）と交差性がある：ラテックスアレルギーの人はアボカド、バナナ、クリ、パパイヤ、マンゴー、パッションフルーツなどにも注意が必要 ・母乳を通じて乳幼児が感作されることがある
ゴマ	たんぱく成分（ビシリン、Ses i 1～7）	・乳幼児での発症例が増加。寛解しにくい ・耐熱性、ナッツ類やライムギ及びキウイフルーツなどと交差性があるため、口腔アレルギー症候群（OAS）にも注意 ・ゴマの成分に注目が集まりアレルギー患者の増加が危惧される ・欧州、カナダ、オーストラリアでは食品ラベルの表示義務食品

されアレルゲン活性が低下するため、大豆アレルギーの人が味噌や醤油を食べてもアレルギーの症状が現れる心配はありません。

大豆アレルゲンとよく似た抗原構造を持つたんぱく質は、同じマメ科植物である小豆やソラマメなどにも含まれています。そのため、大豆アレルギー患者が小豆やソラマメを食べた時にも大豆を食べた時と同じような症状が現れる危険性があります。また、小豆でアレルギーを起こす人が大豆を食べても同様の症状が現れてくることがあります。

このような抗原決定部位の三次構造が似たアレルゲン間の交差性は同種同族間でよく見られるものですが、エビとイエダニ、あるいは生ゴムとキウイのように種属や生存環境が異なっていても、アレルゲンの抗原決定部位の立体構造さえ類似していれば抗原抗体反応は当然起こります（86ページ表⑱、89ページ表⑲、95ページ表㉑を参照）。

マグロやカツオなどの赤身魚に含まれているアレルゲンはパルブアルブミンと呼ばれる耐熱性のたんぱく質で、十分に煮炊きして食べたとしても魚にアレルギーがある人は痒みや発疹などが現れるおそれがあります。

一方、タイやヒラメなどの白身魚にはパルブアルブミンがわずかしか含まれていないため、魚アレルギーの人や乳幼児などのたんぱく源として比較的安心して食べることができる食材になります。魚介類によるアレルギーは一昔前までは主に大人がなる病気と考えられていましたが、最近の傾向として、食品衛生上から生ものを避けた方が良いとされていた幼小児が、イクラやタラコなどでアレルギーを起こす例が増えてきています。魚卵にも雌に特有のたんぱくアレルゲンが含まれています。

果物にもいろいろなアレルゲン（たんぱく質、酵素）が含まれています。たとえば、キウイにはアクチニジンが、またバナナにはアミラーゼという酵素（たんぱく質）がそれぞれのアレルゲンです。しかし、果物に含まれるアレルゲンの多くが熱や消化酵素などで変性・分解される性質を持っているため、体内に吸収されたことによりアレルギーが誘発されることはありません。

果物によるアレルギーは食べる時に果汁や果肉が唇や口の周り、口腔粘

膜などに付着・接触することで発症します。このような機序で発症するアレルギーを口腔アレルギー症候群と呼んでいます。幸いなことに果物を軽く加熱して食べることでアレルギーの発症を防ぐことが容易にできます。気をつけなければならないことは、同じ科に属する果物には抗原構造が類似したアレルゲンが含まれていることがよくあるので、果物アレルギーの人は原因果物と交差性がある食品・果物が何なのかを事前に知っておくことです。

　ゴマは、近年わが国でも準特定原材料に指定されましたが、諸外国では以前からアレルギー誘発食品としてよく知られているものです。ゴマは近年健康に良い食品として人気を集めていますが、ゴマアレルゲンと交差性を示す食品があるので注意が必要です。また、ゴマによるアレルギーは一度発症すると卵や牛乳アレルギーなどのように寛解することは稀で、成人後も症状が継続して起きることが危惧される食品です。良いこと尽くめの広告・宣伝に惑わされることなく、正しい情報・知識に基づいて賢く利用・摂取することです。

　準特定原材料に指定されている食品も特定原材料と同様にわれわれにとっては日常食そのもので、安全かつ有効に利用し、食べるためには多くの情報・知識が必要になります。しかし、国や企業は消費者の安全確保に必要な情報まで「科学的に検証されていない」「多くの情報を知ることは無用の混乱を招く」などを理由に消費者への積極的な公開・公表、説明・伝達などは行っていません。

■国の指定はないが、アレルギー誘発性が知られている食品・原材料

　国が指定した27種の特定及び準特定原材料以外にもアレルギーあるいはアレルギー様の症状を引き起こす成分を含む食品・原材料は多数あります。その代表的な食品・原材料、そのアレルゲン・原因物質とその特性などについて表⑳にまとめました。

表⑳　特定及び準特定原材料以外の食品に含まれるアレルゲンとその性状

	アレルゲン	特記事項
米	たんぱく成分 （αアミラーゼ阻害因子、βグロブリン、グリオキシサラーゼ など） でん粉質 （アミロース、アミロペクチン）	・加熱、消化酵素に対して比較的安定 ・でん粉質によるアレルギーは遅延型（Ⅳ型、細胞性免疫型）でアトピー性皮膚炎が主な症状 ・小麦やイネ科植物（カモガヤやネズミムギと呼ばれる牧草、ススキ、葦など）の花粉と交差性あり ・小麦やカニ・エビで見られるような食物依存性運動誘発性アナフィラキシーはほとんどない
野菜類	たんぱく成分 （トマトのプロフィリンやペクチンエステラーゼ、キュウリのリゾチーム、パセリのリボヌクレアーゼ、ジャガイモのパタチンなど）	・多くは易熱性、消化酵素で分解される ・ほとんどがタイプ2の食物アレルギーであるOAS（口腔アレルギー症候群）の原因物質 ・花粉症の人はOASの発生に注意（スギ花粉とトマトの抗原は交差性あり。カバノキ花粉症の人はセリやニンジンなどセリ科植物の、またブタクサ花粉症やラテックスアレルギーの人はキュウリやズッキーニ、カボチャの生食は注意が必要） ・野菜類に含まれる仮性アレルゲン（アレルギー様の症状を引き起こす物質。詳しくは後述）が原因でアレルギーと同じ症状が発現することがある ・トウモロコシは花粉症のない人に対してもタイプ2アレルギーを誘発する抗原（Zea m 1と14）を含んでいる
ナッツ類	たんぱく成分 （アーモンドのPru d a、ピスタチオのPis v 1、ヘーゼルナッツのCor a 1、クルミ・ピーカンナッツのJug r 1、ブラジルナッツBer e 1 など）	・アーモンドやブラジルナッツ、ヘーゼルナッツは落花生との交差性がある ・ナッツ類はラテックスアレルギーとの交差性もある ・その他、ナッツアレルギーの人は果物や野菜類、カバノキ科の花粉に接触すると口腔アレルギー症候群（OAS）に特有の症状が現れることがある
食肉類	たんぱく成分 （アルブミン、グロブリンなど）	・食物アレルギーの原因食品にはなりにくいが、発生頻度は牛肉≧鶏肉＞豚肉＞七面鳥＝兎肉と考えられている ・加熱、消化酵素で抗原性が失われやすい ・獣肉では豚肉は他に比べアレルギーの発生例が少なく、また牛肉や鶏肉との交差性も低い

　米はわれわれの主食であり何千年も前から食べ続けている大変馴染み深い食品ですが、意外なことにご飯でアレルギーを起こす人が近年増加しています。米にはアミロペクチンやグロブリンなどのたんぱく質、アミロースやアミロペクチンなどのでん粉質の二種類のアレルゲン・抗原物質が含まれています。米が原因で起きるアレルギーには2つのタイプがありますが、たんぱく質が原因で起きるアレルギーは即時型の、またでん粉質で

は遅延型というように異なる病態を示します。

　とくに、でん粉質が原因で起きるアレルギーは特殊なもので、食後しばらくして発症しますが、診断の目安になる IgE 抗体価が上昇することは稀で、アレルギーと診断することが難しいため、かつては原因不明のアレルギーと考えられていました。

　では、なぜ最近になって米に免疫系が過剰に反応する人が増えたのでしょうか。その原因は明確になっているわけではありませんが、美味しい米をつくりだすために品種改良を重ねてその成分が変化をきたしたことが、米アレルギーの増加に大きく係わっていると考えられています。

　米以外にも野菜や肉、ナッツ類など多くの食品・原材料にもそれぞれに固有のアレルゲンが含まれています。これらの食品のアレルゲンはスギやイネ科植物の花粉症、ラテックスなどと交差性があり、また口腔アレルギー症候群を引き起こす原因物質（表⑲〜㉑参照）であることなどがわかってきました。しかし、これらの食品の多くはこれまでアレルギー誘発食品として話題に上ることがほとんどなかったため、そのことを知らない消費者の多くが日々食べています。

　食品やアレルギーに関する調査・研究が進み、アレルギーとの係わりが薄いと考えられてきた食品からも近年いくつものアレルゲンが発見・単離され、またその薬理作用や抗原構造などが明らかになってきています。これらの情報・資料は複数の食品でアレルギーを起こす人や頻繁にアレルギー症状に悩まされている人の対処法などを考えるうえで役立つものです。

■食物アレルゲンの分類とアレルゲン間の交差性

　食物アレルギーは食物たんぱく質・アレルゲンへの過剰な免疫反応に伴って発症する病気です。この反応において免疫系は異物全体ではなく、その一部の抗原決定基（エピトープ）と呼ばれる部位だけを捉えて異物と認識しています。個々の異物・抗原には一般的にいくつかの抗原決定基が存在しているとされています。体内で異物情報を積極的に収集している樹

状細胞などの抗原提示細胞も異物を貪食・消化・分解して得た抗原決定基を情報としてT細胞に提供しています。最終的に、異物にある抗原決定基に相応するIgE（特異IgE抗体）を形質細胞が産生・分泌、分泌された抗体は周辺部の肥満細胞などの膜に結合、抗原の再侵入を待つことになります（50ページ図⑧、52ページ図⑨参照）。再度侵入してきた同じ、あるいは類似構造をした抗原決定基を持つ食物アレルゲン・異物は、肥満細胞膜などに結合しているIgE抗体に結合します。このとき、IgEは異物全体ではなく抗原決定基を目印にして捉えます。

　要するに別のアレルゲンであっても異物の中にいくつかある抗原決定基のうちの1つでも立体構造が類似していれば、肥満細胞に結合しているIgEは同じ異物として捕捉することができるため、アレルギー症状が現れてきます。たとえば、米やケシの実とそばに含まれるアレルゲンとは抗原決定基の構造が相互に似ているため、そばアレルギーの人がクッキーやパン、ご飯などに混ぜられたケシの実を食べるとアレルギーが誘発されることがあります。また、同様にピーナッツアレルギーの人がカシューナッツやピスタチオなどを食べて症状が現れた場合や、さらに病状が悪化することがあるのはそのためです。

　近年、食品や生活環境中のアレルギー原因物質・アレルゲンの構造や特性などに関する研究が行われ、得られた情報・資料は国立医薬品食品研究所のホームページなどを通じて公開・公表されていることは前述しました。この資料によれば食物アレルゲン・たんぱく質は由来や生物活性、構造の特徴などの違いをもとに種子貯蔵たんぱく質、花粉たんぱく質、動物の筋肉を構成するたんぱく質などいくつかのグループに分類されています。それぞれのグループに属するたんぱく質は種属や生存形態、アミノ酸組成などがそれぞれ異なるものであるため、各グループ間のアレルゲン間で交差性はないと考えられがちですが、前載の表⑱〜⑳、表㉑に示すように交差性はグループを越えて見られるものです。

　たとえば、稲科植物（稲、麦、竹、ススキなど）の花粉たんぱく質・アレルゲンは、米はもちろんトマトやニンジンなどの野菜類やナッツ類、う

表㉑ 花粉及びダニ抗原との交差性が報告されている主な食品・香辛料

花粉	対象になる食品、香辛料 など
シラカンバ（白樺）	果物・ナッツ類（リンゴ、梨、梅、アーモンド、ブラジルナッツ、ピーナッツ、ビワ、イチゴ、サクランボ、スモモ、アンズ、キウイ、オレンジ）、大豆・豆乳、ココナッツ、セロリ、香辛料（マスタード、パプリカ、コリアンダー、唐辛子、白胡麻）など
ヨモギ	セロリ、人参、香辛料（コリアンダー、クミン・マスタード）、ナス科食物（ジャガイモ、トマト）、枝豆・豆科植物（ピーナッツ、エジプト豆）、栗、ヘーゼルナッツ、ヒマワリの種、ピスタチオ、カモミール、レタス、蜂蜜 など
ブタクサ	ウリ科の果物、野菜（スイカ、メロン、キュウリ、ズッキーニ）、ニンジン、バナナ、キウイ など
稲科の植物	トマト、ジャガイモ、人参、セロリ、ニンニク、タマネギ、小麦、米、豆類、リンゴ、モモ、オレンジ、キウイ、メロン、スイカ、卵、豚肉 など
ダニ	カニ、エビ、シャコ、フジツボ、イセエビ、ロブスター、ザリガニ など

り科の花粉や果実などのアレルゲンと交差性を示します。また、陸生のイエダニのアレルゲンは海産のカニやエビ類に含まれる筋肉たんぱく質・トロポミオシンと交差性を有することはすでに述べたとおりです。

このように種属が異なり、生存環境がまったく違う生物が類似した抗原決定基を持っていることは一見不思議なように思われますが、生物の発生・進化の過程を考えると当然のことと捉えることができます。

かつてイエダニやゴキブリの死骸や排泄物の粉砕粒子をハウスダストとともに吸い込んだり、皮膚から吸収したりすることで多くの人に痒みや発疹、喘息などの症状が現れて社会問題化したことがありました。しかし、最近では話題にされることはほとんどなくなりました。それに替わってエビやカニによるアレルギーが増加しています。この理由はよくわかりませんが、少なくともイエダニがいなくなったからではありません。わが国の住環境はその後も改善され（密閉性や保温性など）、イエダニなどの繁殖や生息条件はさらに良くなり、アレルゲンの量はむしろ増加傾向にあると考えられます。

科学的な裏付けはありませんが、ダニアレルゲンの恒常的な接触や取り込みが抗原提示細胞の機能に変化を与え、ダニアレルゲンを容認・寛容するようになり、これと類似するカニやエビアレルゲンに強く反応するようになったことによるのかもしれません。

　今後、食物アレルゲンに関する詳細が明らかにされるに伴い、さらに多くの情報・資料をもとに、より安全で確実な食物アレルギー対処が可能になると期待されます。とくに、アレルゲン間の交差性に関する情報・資料は食物アレルギー患者や花粉症、アトピー体質などの人だけではなくアレルギーとは無縁であると考えている人にも必要で、アレルギーになるリスクを大きく低減させることに繋がるのは明らかです。

　たとえば、ナッツアレルギーの人は白樺の花が咲く晩春頃、また卵や大豆でアレルギーを起こす人はイネ科植物が花をつける秋には不要・不急の外出は控え、外出時はマスクや帽子、メガネなどをする、帰宅後は衣服や肌などに付着した花粉をはたき、洗顔やうがいをすることなどが有効な予防手段になります。また、注意が必要な食品はトマトやセロリ、タマネギ、バナナなどであることが理解できます。

■食品に含まれるアレルギー様の症状を引き起こす物質（仮性アレルゲン）

　表㉒に免疫系を介することなく、直接アレルギー様の症状を引き起こす食品・食成分とその発症機序や発現する症状などについてまとめました。これらの食成分・物質は細胞・組織などに直接作用して発赤や発疹、腫れ、痒みなどのアレルギーと同じような症状を誘発することから「仮性アレルゲン」と呼ばれています。

　仮性アレルゲンにはヒスタミンやヒスチジン、レクチン、チラミンなど食品・原材料に本来含まれている成分やその前駆物質などがあります。そのほかにもアレルゲン様の作用が報告されている物質には農薬やダイオキシン、重金属類などの環境汚染物質、あるいは動植物の防疫に使用される

表㉒　アレルギー様の症状を誘発させる食品とその成分、発症機序など

食品（食品・食成分）	仮性アレルゲン	発生機序、症状 など
ホウレン草、ナス、トマト、エノキダケ、牛肉、鶏肉、馬肉、パン酵母、ニシン塩漬け、ドライソーセージ、発酵食品（チーズ類、赤ワインなど）、鮮度の低下した魚（イワシ、サバ、カツオ、マグロ など）	ヒスタミン	ヒスタミンが直接血管を拡張させ、むくみ、じんましん、発赤、気管支収縮などが起きる
チーズ、鹿肉、ピーナッツ、アボカドやブリ、サバなどの青魚など	ヒスチジン	腸内に生息する細菌類の作用によりヒスチジンからヒスタミンが作られることでアレルギー様症状が発現、また症状が増悪する
クルミ、ヒッコリーナッツ、トマト、バナナ、キウイ、パイナップル、アボカド、プラム など	セロトニン	セロトニンが平滑筋や血管を収縮させる。その後、反動的な血管の拡張によりアレルギー様症状が出現、また増悪する
卵白、イチゴ、トマト、パイナップル、アルコール、チョコレート、エビ・カニ類、魚類の一部 など	レクチン、エンドトキシン	レクチンなどが肥満細胞（表⑩参照）を刺激し、ヒスタミンの遊離（放出）を促進する
タケノコ、トマト、ナス、ピーナッツ、そば、ヤマイモ、サトイモ、マツタケ、クワイ など	*アセチルコリン	副交感神経が刺激されるため血管の拡張、気管支の収縮により発赤や喘息などの症状が発現する
チーズ（とくに古くなったチェダーチーズ）、ワイン、チョコレート、アボカド、プラム、バナナ、ナス、トマト、鶏レバー、ニシンの酢漬、パン酵母 など	チラミン	チラミンの血管収縮作用で血圧上昇。その後、反動的に血管が拡張して頭痛、動悸、顔面紅潮、発汗、吐き気・嘔吐などが発現する
大豆（ダイゼイン、ゲニステインなどのイソフラボン類）、レッドクローバー（フォルモノネチン やバイオカニン A）、ホウレン草とモヤシ（メストロール）など	植物ステロール（女性ホルモン用物質）	女性ホルモン（卵胞ホルモン、エストロゲン）様作用により Th1 作用（細胞性免疫）が増強、アレルギー症状（遅延型）が現れることがある。また不妊の原因にもなる
イチゴ、トマト、キュウリ、メロン、柑橘類、ブドウ など	*サリチル酸化合物	過剰な炎症反応を誘発することでアレルギー様症状が発現
茶、コーヒー、ココア・チョコレート、コーラなどの飲料製品 など	カフェイン	カフェインのカテコールアミン分泌が亢進作用に伴う交感神経の興奮により動悸、不安、不眠、頭痛などが発現する
ベニバナ油、ヒマワリ油、大豆油、コーン油 など	n6 系不飽和脂肪酸（リノール酸）	発赤、発疹、痒み（痛み）、腫れなど炎症反応促進⇒メカニズムは図参照

＊アセチルコリンとサリチル酸化合物は口腔アレルギー症候群と同様の症状を誘発する食成分

抗菌・抗生物質などがありますが、ここでは食品・原材料に本来含まれている成分・物質を取り上げました。

　仮性アレルゲンは表に示すように魚介類や食肉、野菜や果物類など日常的に食べている食品に広く含まれています。たとえば、サンマやイワシなどいわゆる青魚、食肉類などにはⅠ型アレルギーを引き起こすヒスタミンが、チーズやワイン、ピーナッツなどにはヒスタミンの前駆物質・ヒスチジン及びチラミンなど、またトマトやチョコレートなどにはセロトニンやレクチン、チラミンなどの複数の仮性アレルゲンが含まれています。これらの仮性アレルゲンは鮮度の低下に伴って、とくに青魚に含まれているヒスタミンの量は急速に増えてきます。

　一般的に仮性アレルゲンの作用は弱く、また水に溶けやすく熱にも不安定なものが多いため、前処理や調理の過程で流出や失活するので大きな危害を起こすことはないと考えられています。しかし、幼小児や高齢者、虚弱者、病者、及び健康者であっても体調が優れない時などはこれらの物質・仮性アレルゲンで健康を大きく害する人が多くなってきます。

　仮性アレルゲンを含む食品で、とくに注意が必要なものは交感神経刺激作用を持つチラミンを含むワインやチョコレート、チーズなどです。これらの食品を好物であるからといって食べ過ぎることや、チラミンを多く含む食品類と同時に摂取することは、健康を大きく害することがあるので避けることです。

　また、交感神経を興奮させる成分を含む医薬品や健康食品などと同時に服用・使用することも相互作用があり、危険です。なぜなら、15年も前のことですが、米国で風邪薬や鼻炎薬などに処方されているフェニルプロパノールアミン（交感神経刺激成分）が配合された健康食品（削身効果を謳った食品。わが国では違法な食品）で重い脳障害や死者が幾人も発生したことがあったからです。また、このことを受けてわが国でも、食品・健康食品や医薬品の使用に関して注意を促す通知が出されたことがありました。

　野菜や果物の中にも複数の仮性アレルゲンや化学伝達物質（細胞間の情

報伝達を担う物質、「食物アレルギーの発症の仕組み」の項参照）が含まれています。とくに、トマトにはヒスタミンのほかにもレクチンやセロトニン、アセチルコリンなどが含まれているので、同様な作用成分が配合されている医薬品や健康食品などを服用・摂取している人は食べるのを控えるか、食べるのなら加熱したものを少量に抑えるのが安全です。

　果物や野菜・根菜類、きのこ類、お茶などはビタミンやミネラル、食物繊維、その他の機能性成分の補給源として健康維持に欠かすことができない食品になっていますが、仮性アレルゲンが含まれていることも考慮して上手に利用することです。同様に、ゲニステインやメストロールなどを含む大豆やホウレン草などは老化抑制効果が期待できるとして最近女性に人気がありますが、これらの女性ホルモン様の作用を持つ成分には同時に、仮性アレルゲンとしての作用もあることに注意する必要があります。

　脂質はエネルギー源としてだけではなく、ホルモンや細胞・組織の原材料・構成成分として、あるいはまた免疫系や神経系の活動に深く係わるなど生命の維持や活動に必須のものです。しかし、その過剰な摂取やバランスを欠いた脂質類の摂取は、アレルギー疾患や生活習慣病などの病気を引き起こす元凶にもなるものです。

　国はかつて体躯向上のためなどに脂質の摂取を盛んに推奨してきました。その結果、体格は欧米諸国に引けを取らないまでに大きくなり、また平均寿命を延ばすことができました。しかし、わが国ではリノール酸［n(ω)-6系不飽和脂肪酸］を多く含むもののα-リノレン酸［n(ω)-3系不飽和脂肪酸］がわずかしか含まれていない食用油に偏った摂取を継続したことで、アレルギーがでやすい体内環境ができてしまうことになりました。

　図⑰にリノール酸とα-リノレン酸との代謝の違い及び生体防御・免疫機能に及ぼす影響についての概要を示しました。両脂肪酸の生理作用・生体に与える影響は異なるもので、リノール酸は免疫及び炎症反応を亢進・活性化するのに反してα-リノレン酸は過剰な免疫反応を抑制する作用があります。当時このような脂肪酸による作用の違いが解明されていれば、

図⑰　リノール酸とαリノレン酸の生理機能作用の違い

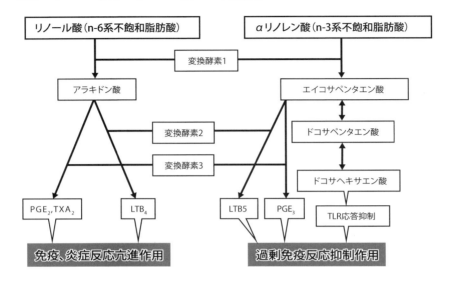

アレルギーがこれまで騒がれることはなかったと考えられます。

　アレルギー疾患の増加は脂質に関することだけで説明がつくものではありませんが、総脂質の過剰摂取及びアンバランス・不適切な脂肪酸の摂取が生活習慣病やメタボリックシンドロームなど、今日社会問題化している疾患の発生と深く係わっていることは明らかです。また、アレルギーを誘発しやすい体質の形成にも深く係わっていることから、国は脂質・脂肪酸の適正摂取のための所要量や目標摂取量を繰り返し提示するなど改善のための取り組みを進めてきました。

　今日、脂質・脂肪酸を含めさまざまな三次機能成分を含む特定保健用食

品(特保、トクホ)や機能表示食品などを、健康維持・増進のための食品と位置づけ、国はその利用を盛んに推奨しています。また、市場にはすでに健康を標榜した多くの食品が溢れ返っています。しかし、これらの食品も前述の食用油の例に違わず、良いからと言われてやみくもに摂取するのではなく、内容を理解して自分に合った摂取方法、量などを考えて上手に利用することです。

わが国の脂質の摂取状況や脂肪酸をバランスよく摂取する方法などについては、第5章の「脂質摂取の現状と食用油に含まれる脂肪酸の種類」で改めて取り上げます。

■適正な食品表示、情報提供が食による健康危害を減少させる

近年、食品関連法制度や食品安全行政組織などが強化・刷新されたことに伴い、事業者・企業の多くがその趣旨、意向に則して、より高品質・安全な製品の製造・販売を目指して生産・製造施設や管理体制の充実・強化を図ってきました。しかし、未だに不適切・不良な食品が製造・販売され回収に至った商品が多数あることは、独立行政法人農林水産消費安全技術センター(FAMIC)などの報告からも明らかで、安全・安心して食生活を送れるという状況にはありません。

FAMICの調査報告では企業が自主的に回収、行政に届け出たものを集計した件数だけですが、2012年度では920件の食品が回収されていました(表㉓参照)。その内訳は記載内容の誤りや欠如など表示の欠陥が原因であったものが482件(52%)と最も多く、次いで規格・基準の不適合が140件、品質不良が108件、異物混入が84件、容器・包装不良で回収されたものが28件であったことが示されています(図⑱参照)。

また、図には示していませんが「不適切な表示」と判断されて自主回収された482件のうちの120件(約25%)が、健康危害に繋がるおそれがあるアレルギーに関する表示内容の誤りや記載漏れなど、食の安全確保に不可欠な内容に関するものでした。

表㉓ 食品回収件数の推移

平成年度	回収件数
19	839
21	707
23	943
24	920

(独)農林水産消費安全技術センター
（FAMIC）の資料をもとに作成

図⑱ 2012年度に自主回収された理由、件数と割合

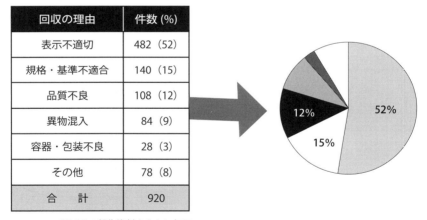

回収の理由	件数(%)
表示不適切	482（52）
規格・基準不適合	140（15）
品質不良	108（12）
異物混入	84（9）
容器・包装不良	28（3）
その他	78（8）
合　計	920

FAMICの報告資料をもとに加工

このような食品回収・リコールに関する情報・資料は、国民生活センターや（財）食品産業センターの食品事故情報告知ネットなどからも入手することができますが、いずれの報告においても回収理由やその順位などに大きな違いは見られません。ただし、いずれも業者が自主的に回収して地方自治体などへ届け出た件数であるため、実際にはこの件数をはるかに超える不適切・不良な食品が市場に出回っていたと考えられます。また、これらの資料・情報からは不良・不適切な食品が原因で健康被害がどれくらい発生しているのかを知ることはできません。また、そのような調査資料もありませんが、「ハインリッヒの法則」に基づけば、たとえ些細なミスでも重なればいずれ重大事故が発生することは明らかなことで、不適切で危険性がある食品をゼロに近づけるための対策・努力が求められます。

　表㉔は、食の安全を確保するための必要条件をまとめたものです。これら①〜⑤項のすべての事項が食の安全と安心を得るためには欠くことができないもので、食に係わる利害関係者（国、事業者、消費者など）全員に求められる基本姿勢です。そのなかで今日の食の現状からとくに重要と考えられることは③項の「事業者から消費者に提供・伝達される情報の質」に関することです。食に関する情報の必要性・重要性は、近年の社会や経済構造、生活環境などが大きく変化したことで一昔前とは比べられないほど高まり、今日では食品を正しく購入、安全かつ安心して食べるためには食に係わる多様な情報が必須のものになっています。

　表㉕は、現行法・制度における食品表示の例外規定の内容です。表の①と②項に示すように、表示スペースが確保困難な小包装の商品、惣菜類など調理済み食品の量り売り販売（中食）やレストラン・食堂・居酒屋などで食事を提供（外食）する場合は、表示や説明を省略してもよいことになっています。

　要するに特定原材料が含まれていても、小包装商品及び惣菜店やレストランなどでの食品の販売・提供時にはアレルギーなどに関する情報を提供・伝達する義務はなく、顧客からの求めがない限り食品・商品の説明は事業者・店舗側の判断で省略しても責任は問われないことになっているの

表㉔　食の安全確保のための条件

①時代に相応した法・制度が整備され、また監督官庁の責任・役割分担が明確になっている
②事業者が法・制度に則り、また高い倫理観・使命感を持って安全に気を配りつつ栽培・飼育・採取した原材料を適正に加工・製造、品質管理された食品が販売されている
③食の生産、製造から消費に至るまでの過程で得られた情報・資料のすべてが正しく取り扱い・管理され、消費者が必要とする情報が事業者から包み隠されることなく正確かつわかりやすく提供・フィードバックされている
④国や企業が食の安全確保のための調査・研究をたゆまず行い、また消費者教育・研修を積極的に行っている
⑤消費者・国民が食品を正しく選択して安全に食べるための正しい情報や知識・技術を身につけている

です。このことに関しては「問題がある」として、食品表示法が施行される 2015 年以降も継続的に検討されることになっていますが、意識ある外食事業者は情報提供のための基準やマニュアルなどを策定、顧客に必要な情報をすでに提示・提供しているところもでてきています。

　アレルギー表示に関しては、現在 7 種ある特定原材料の一定量以上を含む加工食品には、アレルギー患者やその家族に対して注意を促すためにその旨を明確に表示・記載することが義務づけられています。また、アレルギーが懸念される 20 種の原材料・食品を準特定原材料に指定し、食品への表示を奨励しています。しかし、アレルギーの誘発が懸念される食品・原材料であっても「強い作用を示した例が過去にないことや科学的な根拠が十分得られていないこと」などを理由に、指定原材料から除外されている食品が多数あることは前述のとおりです。

　このような食情報・資料も食の危害から身を守るためには重要なもので、現行法・制度のもとで表示が求められていなくても、国や企業から消費者・国民へ何らかの形で積極的に提供・伝達されるべき性格のものであることは明白です。また、表㉕の 5 項目に挙げたように、特定原材料が食品 1g

表㉕　義務表示の例外規定（表示義務ではないが記載が望ましい）

①表示面積が 30cm² 以下の小包装製品
②対面販売（中食）、外食産業などにおける食品の提供
③誘発性があっても症状が軽度、発生頻度が低い食品へのアレルギー表示
④特定原材料を含むことが明らかにわかる食品。たとえば、マヨネーズやチーズなど卵や乳を主原料とする食品
⑤特定原材料が混入していても極微量（当たり数 μg/ 1 g 程度）である食品

　当たり数 μg（百万分の 1 g）程度の微量であれば、表示義務が免除されていることも問題です。アレルギー反応は抗原・アレルゲンの量には関係なく極微量でも発症することがあり、食物アレルギーは多因子性の病気であることなどを考えれば、現在の評価基準や表示内容、情報提供のあり方などは消費者の安全を軽視したもので、患者やその家族には死活問題になるからです。重篤なアレルギー発症例が報告されている原材料・食成分がわずかでも含まれるものや、その懸念（製造過程での混入の疑い）がある食品などには、不測の事態を避けるためにその旨がわかりやすく記載・表示されている必要があります。

　このような食の安全確保に必要な情報をあえて除外規定にすることは消費者権利の軽視にほかならないことであり、また被害発生時の傷害・損害の大きさを考えると見直すべき点が多々あると考えられます。見直しに時間がかかるのであれば、食品表示にはいくつもの例外規定があることや、表示基準などに関する情報を消費者・国民自身が興味を持ち、真剣に食の安全確保に取り組めるようにいろいろな方法・手段、機会を利用して提供・伝達、説明を国は積極的にすべきです。

　わが国が世界各地から毎年多量・多様な原材料や加工食品などの食糧を輸入している現状を考えれば、食品に良質（公正・公平・科学的）かつ十分量の情報・資料の貼付や販売時の説明をすることなどは、今後さらにその重要性を増すことが明らかです。

第 5 章
家庭でできる食物アレルギー対策

■まずは日常生活の見直しから

　食物アレルギーは病原性微生物などの害から身を守るために備わっている免疫系が本来異物とは認識しない飲食物に対して過剰・異常に反応して起きる病気で、年々患者数が増加しています。また、重症化する人も増える傾向にあるなど抜本的な対策が求められている病気です。

　しかし、食物アレルギーはアレルギー疾患の中で調査・研究が最も遅れている分野で、専門医や関連の医療施設が大変不足していることなどもあり、的確な治療が受けられる人は多くないといわれている病気でもあります。また、予防に関してもテレビや健康雑誌などで紹介されている方法はいくつもありますが、一面的で科学的根拠に欠けるものも少なくありません。

　このような状況にあるからといって悲観することはありません。なぜなら、食物アレルギーは今日社会問題化している生活習慣病（かつての成人病）、あるいはその色合いが濃い現代病と考えられるからで、わが国ではすでに30年以上も前からその予防対策に取り組んでいるからです。情報化が進み、科学・技術レベルが向上した今日、より信頼性が高い多くの関連情報・資料は、その気になりさえすれば比較的簡単に入手することができます。また、これらの情報・資料は自らに合った良い対処法を見出すための多くのヒントを与えてくれます。

　表㉖に大学や国公立の研究機関が公表・開示している文献・資料、厚生白書や国民衛生の動向に関する刊行物、インターネットの関連サイトなどから得た資料に基づき、食物アレルギーの誘発や症状を亢進、増悪させる原因になると考えられる事項・内容を列挙しました。

　食物アレルギーは飲食物に含まれるアレルゲン（主にたんぱく質と一部の糖類など）が直接係わって起きる病気ですが、単にアレルゲンを取り込んだだけで必ず症状が現れるというものではありません。食物アレルギーは表に示すように生活習慣や日々の生活態度、社会環境などさまざまな条

表㉖　食物アレルギーの誘発や症状を増悪させる要因とその理由など

①生活状態の変化：食の欧米化、脂質の摂取過剰、米食の減少と小麦の増加。不適切な食事（偏食や痩せ志向・無理なダイエットなどに伴う栄養バランスが悪い食事）。食品添加物を多く含む加工食品の増加。運動不足。休養・睡眠の過不足や不適切な取り方 など
②生存・生活環境の急変：環境汚染物質の増加による食の品質・安全性の低下。PM2.5などの大気汚染物質の増加によるアレルギー患者の増加、増悪化。過剰な衛生観による常在性細菌や寄生虫などの減少。住環境の欧米化に伴うイエダニの増加 など
③社会構造・組織の複雑化・多様化などに伴う家庭や職場環境の変化：ストレッサー（ストレスの原因）の質や量的な変化により、肉体より精神・神経系の歪み（ストレス）を助長（免疫や胃腸、内分泌系などの異常を訴える人が増加）
④遺伝的素因：アトピー素因やアレルギー体質（IgE抗体をつくりやすい体質）、特異体質（フィラグリン遺伝子に変異がある人 - 皮膚のバリア機能の低下）などが関与
⑤人類進化の過程で獲得してきた諸機能の混乱・不全：急変した生活習慣や生存環境などへの対処・順応困難

件が発症に係わる多因子性の病気であるため、注意する点は多岐に及びます。まずは、日々の暮らしを通じて体調を見ながら少しずつでも改善できることから始めることです。

　食物アレルギーは未解明な点が多く、有効な予防や根治的な治療が困難な病気といわれていますが、生活習慣病と位置づけて対策を考えればいくらでも自分に合った良い方法を見出すことは可能です。わが国が長年生活習慣病対策として展開している「健康日本21」では、食事、運動、休養の三要素を健康維持・管理の基本においてそれぞれ見直し、是正することを国民に求めています。この三要素の適正化を図れば、食物アレルギーの予防や病状改善、QOLの向上などが期待できると考えられます。

　食物アレルギーは遺伝子が係わって発症する病気（表㉖の④参照）でもあるため、素因がある人は生活習慣や労働環境などの見直しなどを行って

も無駄であると考えている人もいるかもしれませんが、そうではありません。アレルギー素因があったとして必ずアレルギーになるものではないことは科学的にも検証されています。

　たとえば、両親がともにアレルギーである場合は子どもの60〜80％に、親の一方がアレルギーである場合は約半数の子どもが発症するといわれています。しかし、アレルギー素因が両親になくても、その子どもにはアレルギーが発症する危険性が10％程度あることや、素因があっても生活環境が異なれば発症リスクが変動することは、一卵性双生児などによる比較調査で明らかにされています。

　このように食物アレルギーの発症に係わる遺伝子の働きは限定的で、また生活習慣などの後天的な要因が遺伝子の起動や機能発現に大きく係わっていることが知られています。そのためアレルギー患者はもちろん、素因がないのでアレルギーとは無縁であると高をくくっている人も含め、すべての人が日々の暮らしを見直し・改善することが重要で、そのことが食物アレルギーの予防や症状の軽減などに繋がることは明らかです。

　健康に日々暮らすためには、まず不適切な生活から脱却して、自分に合った良い生活環境や習慣を身につけて日々実践することです。また、自らの力が及ばないことは身近にいる地域医療の担い手（医師、看護師、薬剤師、栄養士など）や専門的な知識を持つ人などの指導・助言、適切な処置を受けるべきです。このようなことを通じて多くの人に支えられていることを実感でき、また自信を持って予防や治療に取り組むことができるようになります。

■食物アレルギーの予防や症状改善のための生活とは

　食品は生命維持や日々の活動に不可欠なものですが、正しく選択、的確に食べなければ健康を大きく障害する原因になるものでもあります。食品による危害を低減・回避し、かつ有効に利用するためには、食品が安全・品質を第一に考えた生産管理のもとに加工・製造されたものであることが

重要なことです。さらに、このような安全性が担保された食品を自身の健康状態や身体活動の程度、生活のリズムなどに合わせて必要なものを選択・購入、そして栄養のバランスなどを考えて的確に食べることができれば、健康の維持・増進が図れ、病気の発生リスクを低下させることが可能になります。

　食事をはじめとして生活習慣の乱れや心身ストレスの蓄積などが、がんや脳及び心・血管障害性疾患、糖尿病などの生活習慣病やメタボリックシンドロームの発症を加速させる要因であることは今や明らかです。

　国は生活習慣病などが年々増加する傾向にあることを受け、2000年度に国民の健康増進を図るための施策「健康日本21（21世紀における国民健康づくり運動）」を新規に立ち上げ、今日まで継続して推進してきました。この国策は「栄養・食生活、心身活動・運動、休養とこころの健康」などを是正することで国民の健康維持、増進を図り生活習慣病の発症を効率的に抑制することを目指すものです。この運動が10年を経過した時点で、国はその主旨を国民にさらに浸透させるために「生活習慣に関する知識の普及、啓発」を新たに重点施策に加え、生活習慣病対策の基本になる食事摂取基準（2010年版）の更新や進捗状況などをホームページなどで公表しています。また、食物アレルギーを含めた生活習慣病に関連する研究・調査報告は国公立の医療機関や医学・薬学関連の大学などからも多数公開・発表されているなど、今日必要な情報・資料はその気になりさえすれば簡単に入手することができます。

　表㉗に国の研究機関や関連大学などが学会誌や専門誌、インターネットなどに公表している資料・情報などをもとに、食物アレルギーの予防や症状の改善効果が期待できることが示されている対処法と、その根拠などについてまとめました。「食の100％の安全はあり得ない」ことは明らかなことですが、表に示した項目をできるだけ多くクリアできるように食生活を送ることができれば、食物アレルギーにとどまらず食に伴う健康危害の発生リスクを大きく低下させることが期待できます。

　今日、わが国では食に係わる法・制度が整備され、食品を安全に生産・

表㉗　食物アレルギーの予防や症状の緩和に良いと考えられる対策とその根拠

食品表示を確認・選別する	信頼できる企業の製品を選別。購入する食品に対象となるアレルゲンが含まれていないかを確認して購入。不明なことは製造・販売元などで再度確認
信頼できる企業が製造した食品を、信頼のおける店舗から購入する	食品添加物（保存料・防腐剤・漂白剤・人工着色料・人工香料）や残留農薬・動物用抗生物質、環境汚染物質などの化学物質もアレルギーを誘発する原因物質。保管・取り扱いが悪いと食品中に有害物質が増加する
多様な食材を食べる	健康に良いからといって同じ食品を毎日、また多量に食べない。偏食を避け、出来るだけ多くの食材から必要な栄養素をバランスよく摂るように心掛ける
動物性脂肪（飽和脂肪酸）や糖類の過剰摂取は避ける	必要量は摂取すべきであるが、過剰摂取は健康維持のうえで問題。アレルギーや肥満などを誘発・悪化させる
植物油（不飽和脂肪酸）も種類や摂取量、保管状態などに注意する	動物性のものも含め脂質類のカロリー量は種類にかかわらず約9kcalとほぼ同じであるが、薬理作用が大きく異なっている。ナタネや大豆、ベニバナなどの油（n-6系脂肪酸を多く含む）はアレルギーを起こしやすい体質をつくる。抗アレルギー作用があるとされるゴマ油やシソ油、魚油（DHE、EPA）などのn-3系脂肪酸やオリーブオイル（n-9系脂肪酸）も上手に利用して脂肪酸の種類も考えて摂取すること。ただし、いずれの脂質も熱や光、酸素に触れると酸化・変性してアレルギーを誘発しやすくなり、また病態を悪化させるもとになるので保管場所には注意する。多量に購入せず涼しく暗い場所に保管
仮性アレルゲンを含む食品にも注意する	食べ物の中にはさまざまな有害成分が含まれている。そのなかに免疫機序を介さずにアレルギー様症状を発生させるヒスタミンやチラミンなどがあり、これらを総称して仮性アレルゲンと呼び、その多くは調理、加熱により失活・減少する。一般的に新鮮な食材ほど仮性アレルゲン量は少ないが、不適切な温度や長時間の保存で著しく増加することがある
アレルギー患者用に開発された食品の活用	市販の低アレルゲンやアレルゲンフリーなどの加工食品を専門医や栄養士などの指導・アドバイスを受けて利用することができる

製造・販売するための体制も整いつつあり、国際的にも高い安全性を備えた食品であると評されています。しかし、安全性が担保された施設で生産・製造された食品であるからといってそのことだけで食の危害を回避・低減できるものではありません。なぜなら、いかに安全性が確保された食品でも、それを食べる人・消費者が不健康（心身諸機能が混乱・異常な状態）であれば、食品が潜在的に持っている有害性が顕著に現れてくることがあ

るからです。とくに、消化管は食品の消化・吸収、それを安全かつ有効に利用するための役割を担う臓器で、その機能に混乱・異常が生じると食品をうまく処理・利用できなくなり、食物アレルギーなどの病気が発生してきます。

■アレルギーの予防や症状の軽減が期待できる食品・食成分と注意すべき食品

　食品には生命維持に不可欠な栄養素（一次機能成分）のほかにも精神的な安らぎや満足感を与える二次機能成分、生体諸機能にさまざまな影響を与える三次機能成分などが含まれています。そのほかにも食品には意図的に添加されたものや、原材料の生産、加工・製造過程で紛れ込むなど、さまざまな物質が多少なりとも含まれています。そのため、健康を維持・増進するには偏らずにできるだけ多くの食品・食材から栄養素を摂ることです。また、その量は腹7～8分目程度にすることです。また、食品・食事内容はややもすれば嗜好や健康に良いという一面だけを捉えて選びがちですが、その負の作用も考慮して食べることが重要です。

　近年、食品に含まれる三次機能性成分に注目が集まり、トクホ（特定保健用食品）やその他の「いわゆる健康食品（国の許認可を得たトクホや栄養機能食品以外の健康食品）」の原材料として使われ、すでに多くの製品が販売されています。これらの食品は健康維持や低下した機能の回復・増強などを期待して、また医薬品の働きを補助するための食品などとして医療現場でも利用されています。

　しかし、これらの機能性を訴求した食品には一般食品とは比較にならないほど多くの三次機能成分が含まれていることもあるので、素人判断でこのような食品を購入することや漫然と長期間利用すること、一度に多量摂取することなどは、健康を害するおそれがあるので当然避けるべきことです。また、現在国が検討している機能性表示食品（科学的根拠を示すことができれば効果を表示できる食品）が承認されることになれば、同様な注

意が必要になります。

　ちなみに、国は消費者が健康食品を正しく購入してそれを安全に使用できるように、関連業界団体などと連携して、販売時に正確な情報を提供・説明するための健康食品管理士や健食関連アドバイザーなどの養成を継続して行い、すでに多くの有資格者が薬局などで活躍しています。

　以下、アレルギーの予防や症状の改善などが期待できるといわれている食品・原材料を具体的に示しますが、有用な作用ばかりに目を奪われて摂り過ぎない、強い作用がある同種同傾向の成分は重複していくつも摂らないことが、とくに機能性成分を多く含む食品を安全かつ有効に利用するうえで最重要であることを忘れてはなりません。

　表㉘にアレルギーの予防や症状の軽減に有効な三次機能成分、反対に健康障害に繋がるおそれがある食品・食成分、症状をさらに増悪させるおそれがある食品・食成分、その作用発現機序などについて、国の研究機関や医学・薬学系大学などが公開・発表、あるいは学術・専門誌などに投稿されている論文、資料などをもとにしてまとめました。

　ビタミンA（レチノイン酸、βカロチン）やB6、C、E、パントテン酸などのビタミン類は、アレルギー症状を緩和する作用を有することが確認・報告されています。その作用機序は種類により異なりますが、たとえば、レチノイン酸には腸のTh細胞バランスを調整して分泌型IgAの産生量を増加させるなど腸管免疫能を亢進させるとともに、Tregを誘導する作用もあるなど、アレルギーの予防や症状の軽減効果が期待できます。

　また、βカロチンは活性化した肥満細胞や好塩基球がつくりだすアレルギー原因物質・起炎性サイトカインの産生を抑制性することで、抗アレルギー効果が得られると考えられています。しかし、ビタミンA誘導体であるレチノイン酸は、表には記載していませんが、多く摂り過ぎると皮膚炎や奇形の発生に係わることも知られているので、食べ過ぎないように注意することです。

　魚介類や海藻、穀類などに多く含まれている亜鉛やセレン、カルシウム、マグネシウムなどの無機物にも、表に示すように機序はそれぞれ異なるも

表㉘　免疫機能や炎症反応を抑制、あるいは促進作用が報告されている食品・食成分例

成　分	多く含む食品例	薬理作用など
ビタミンA（βカロチン、レチノイン酸）	カボチャ、人参、ホウレン草、モロヘイヤ、アシタバ、うなぎ、レバー など	βカロチンは遅延型アレルギーに係わるロイコトリエンの産生を抑制、また腸管免疫を強化（IgA産生能の亢進） 皮膚・粘膜バリアの強化、Th細胞のバランスの調整（液性免疫の亢進）、抗酸化作用など
ビタミンB6	バナナ、イワシ、マグロ、レバー など	タンパク質やアミノ酸の代謝に関与し、抗体の産生を促進 など
ビタミンC	ブロッコリー、カボチャ、ピーマン、ゴーヤ、果物、芋類 など	Mφの活性化、インターフェロンの産生を促進（NK細胞の活性化）など
ビタミンE（トコフェロール、トコトリエノール など）	モロヘイヤ、カボチャ、アボカド、パームオイル、米、麦類 など	炎症性サイトカイン産生抑制、B細胞の増殖促進（抗体の産生亢進）、抗酸化作用、化学伝達物質（ロイコトリエン）産生抑制、多量摂取で出血傾向や免疫機能低下に注意
パントテン酸	鶏レバー、干しシイタケ、納豆、タラコ など	副腎皮質ホルモン（コーチゾン）の分泌を亢進
亜　鉛	カキ（貝）、イワシ、うなぎ、レバー、豆類、大豆製品、海藻、玄米 など	胸腺機能の促進、T細胞機能の亢進 など
セレン	魚、貝、ゴマ など	抗体の産生を促進、ただし、多ければ有害
マグネシウム、カルシウム	海藻類、野菜類 など	肥満細胞などからの化学伝達物質（ヒスタミンなど）の放出抑制 など
フラボノイド類（ポリフェノール）	ケルセチン、ケンペロール（タマネギ、リンゴ、豆類）、ルテオリン（シソ）、マルビジン（紫イモ、ブドウ、ブルーベリー、小豆）、ノビレチン（青みかん）など	抗酸化作用などによる炎症性サイトカインの分泌抑制
α-リノレン酸、DHA、EPA（n-3系不飽和脂肪酸）	大葉（シソ）、亜麻仁油、魚油 など	免疫抑制・調節、抗炎症作用（樹状細胞の機能の制御、炎症性サイトカインの分泌抑制）、ただし、酸化しやすく、多量摂取で出血傾向
食物繊維類（水溶性、不溶性）	グルコマンナン（コンニャク）、オリゴ糖（ラフィノース）	腸管免疫系Th2細胞の抑制、肥満細胞の機能抑制 など
動物及び植物由来の乳酸菌	ヨーグルト、漬物などの発酵食品	腸管免疫の亢進または制御・調整、整腸作用、腸管免疫活性化によるアレルギー抑制
ユズの種子オイル	リモニン、揮発成分	抗ストレス作用、血流改善
糖　類	果糖、ブドウ糖、ショ糖、エリスリトール、キシリトール、ステビア、アセスルファムK、ソルビトール、スクラロース、サッカリン、ガラクトオリゴ糖、マルトースなどの食品、甘味料	炎症性サイトカインの分泌増加。体内に吸収された後、タンパク質にハプテンとして吸着して抗原性を示すと推測
リノール酸（n-6系不飽和脂肪酸）	ベニバナ油、ヒマワリ油、グレープシード油、大豆油、ゴマ油 など	アレルギー増強、皮膚・粘膜機能の増強 など
飽和脂肪酸、トランス型脂肪酸	動物由来の脂質、マーガリン、ファットスプレッド、ショートニング など	脂肪組織分布Mφのトール様受容体（TLR）-4を刺激し、炎症性サイトカインの分泌促進

　　　　　アレルギー症状の増悪、免疫・炎症反応を亢進させる作用が報告されている物質

第5章　家庭でできる食物アレルギー対策

ののアレルギー抑制作用があることが知られています。

　さらに、果物や豆類、タマネギなどに含まれているケルセチンやマルビジンなどのフラボノイド、大葉（シソ）や青魚などに含まれるα-リノレン酸やDHA（ともにn-3系不飽和脂肪酸）などの機能性成分にも、アレルギーの抑制や現れる症状を軽減するなどの薬理効果が期待できることが報告されています。また、食物繊維類及び乳酸菌類などプレバイオティクス及びプロバイオティクスなどと呼ばれている食品・原材料にも、抗アレルギー作用があることが報告されています。

　一方、アレルギー誘発性や症状を悪化させる作用が報告されている食品・食成分には、果糖、虫歯抑制作用が認められるとして人気があるキシリトールなどの糖類（82ページ表⑮参照）、なたね油や大豆油などの植物性食用油に多く含まれているn-6系不飽和脂肪酸（リノール酸）、近年健康への悪影響が懸念されているトランス型脂肪酸などがあります。このような食品や食成分を含む加工食品の摂取は、とくにアレルギー患者やその懸念がある人は極力避けることです。とはいっても、強いアレルギー誘発作用を併せ持つリノール酸やトランス型脂肪酸の摂取量を減らすことは、わが国の表示制度や販売実態などから考えると容易なことではありません。なぜなら、わが国で販売・消費されている食用油はリノール酸を多く含むなたね油や大豆油などが中心であり、市販の食用油に貼付されている表示からはどのような脂肪酸がどの程度そのなかに含まれているかなどを知ることができないからです。

■脂質摂取の現状と食用油に含まれる脂肪酸の種類

　わが国の脂質摂取の現状、市販の食用油に含まれる脂肪酸の種類とその量などを紹介しておきましょう。

　脂質（脂肪）には動物及び植物に由来するものがあり、いずれの脂質を摂取しても得られるカロリー量（熱量）は1g当たり約9kcalと違いはありません。しかし、薬理作用・生体に与える影響は大きく異なります。な

ぜなら、食品・原材料ごとに脂質を構成している脂肪酸の種類やその量が大きく異なるからです。そのためたとえ同じ量の脂質を摂取したとしても、食品・原材料が違えばそこに含まれている脂肪酸の種類やその含有量が異なるので、身体に与える影響は当然大きく異なってきます（115ページ表㉘、119ページ表㉙参照）。

　脂質はわれわれにとって大変嗜好性が高いもので、今日のように食品を簡単に手に入れられる時代では、とくに過剰摂取に陥りやすい栄養素の1つです。わが国でも脂質の摂取量は国が摂取を推奨したこともあり、経済の成長・発展とともに増え始め、米国に迫る勢いで増加してきました。このことが今日社会問題化した食物アレルギーを含めた生活習慣病や、メタボリックシンドローム患者を増加させた大きな原因になったことは明らかです。

　近年、国は脂質の摂取量がいずれ健康傷害に繋がるレベルにまで到達することを予測し、早くからその推移や健康への影響などに関する調査・研究を進めてきました。2009年度に公表した国民の健康・栄養調査においては、総脂質量の増加にも増して総エネルギーに占める脂質の割合（摂取エネルギーに対する脂質の摂取比率、適正比は20〜30％）が次第に高まり、適正比の上限を超える者が1〜9歳児では半数以上、10〜17歳の男子で37％、同女子では49％、そして20歳代の男性で37％、女性では44％、また30歳代ではそれぞれ28％、38％もいたことが示されています。また、脂肪酸のアンバランスな摂取状態が相変わらず続いていることから、改善の必要性を提言しています。

　厚生労働省は最近、このような状況を是正するために「日本人の栄養摂取基準2015年度版」（2015年〜2019年までの目標値）を公表し、脂質及び脂肪酸、とくに相互に相反する作用を持つリノール酸（n-6系脂肪酸）とα-リノレン酸（n-3系脂肪酸）の適正摂取比や摂取の目安量などを再設定、国民の自覚を再度促しています。しかし、国が脂質の過剰摂取や脂肪酸のアンバランスな状態是正のための目標量・数値だけをいくら示しても、消費者が日常生活において具体的にどのように対処すればよいの

かを考え、実行することは大変難しいことです。

　表㉙に市販の各種食用油に含まれている脂肪酸の種類とその含有比率を示しました。このなかでなたね（キャノーラ）油の消費量が最も多く、パーム油、大豆油と続き、この３種の油で消費量の約７割を占めると推計されます。とくに、パーム油には摂取が推奨されているα-リノレン酸がほとんど含まれていません。また、なたね油や大豆油にはわずかな量しか含まれていません。わが国の摂取脂質の３分の１を食用油が占めていることを考えると、このような偏った脂肪酸しか含まない油脂を主に消費している国民の健康状態が悪化するのは当然のように思われます。食用油の中にはα-リノレン酸やDHA、EPAなどのn(ω)-3系の脂肪酸を多く含む亜麻仁（アマニ）油やシソ（エゴマ）油などがあるので、うまく利用して不足している脂肪酸を補うことは十分可能なことです。また、過剰である脂質や脂肪酸を減らすことも容易にできることのように思われますが、このような情報は今のところ自分で探すほかありません。

　近年、リノール酸の幼少期からの過剰な摂取が、学童期から青・壮年期以降の肥満・生活習慣病の発症に深く係わっていることが明らかになったことで、食育の重要性が再認識され児童・学童期からの食の知識の蓄積と良い食習慣の習得などを目指した全国的な取り組みが行われています。このような取り組みにより、低年齢層における過剰な脂質の摂取やアンバランスな脂肪酸の摂取が是正され、将来の生活習慣病の発生を大きく抑制できるとの期待が持たれています。

　脂質は健康に生きるためには不可欠な栄養素です。しかし、健康に暮らすためにはその量と質が重要で、食用油や脂質を多く含む食材の選別を誤ると反対に健康を害することになります。脂質は動物性及び植物性のものをうまく組み合わせて必要量を摂取するとともに、何種類か食用油を準備して脂肪酸の偏りをなくすように調整することです。ただし、脂質は酸化しやすいため使用量に見合う容量のものを購入、また保存にも十分気をつけて早めに使いきることです。

　わが国ではn-3系不飽和脂肪酸は食品から必要量を摂取することが難し

表㉙ 食用油（油脂、調味油）に含まれる脂肪酸の種類とその含有比

() 内は代表的な脂肪酸

食用油 \ 脂肪酸	多価不飽和脂肪酸 [1] n(ω)-6系（リノール酸）	多価不飽和脂肪酸 [1] n(ω)-3系（α-リノレン酸、DHA、EPA）	単価不飽和脂肪酸 [2] n(ω)-9系（オレイン酸）	飽和脂肪酸 [3] （ステアリン酸、パルミチン酸、ミリスチン酸）
なたね油	21	10	62	6
パーム油	10	0	40	50
大豆油	50	11	23	16
ベニバナ油	72	0	13	15
コーン油	47	1	33	19
綿実油	54	0	17	19
ひまわり油	70	0.5	17	11
オリーブ油	9	1	77	13
ゴマ油	45	0	40	15
グレープシードオイル	65	1	18	16
亜麻仁油	13	57	20	10
シソ油（エゴマ油）	13	63	15	9
魚油	1〜2	20〜40	10〜15	15〜40
ラード（豚脂）	12		47	41
ヘッド（牛脂）	4		44	52
バター	4		32	64

(1) 多価不飽和脂肪酸：n-3（α-リノレン酸）と n-6（リノール酸や DHA、EPA）が代表。リノール酸は酸化されやすく過剰摂取でアレルギーやがんが誘発されやすくなる。一方、α-リノレン酸、DHA や EPA は青魚やエゴマ、シソ（大葉）などに多く含まれ、リノール酸と拮抗的に作用し、アレルギー・炎症性疾患や認知症の抑制作用があるとされている
(2) 単価不飽和脂肪酸：オレイン酸が代表的な成分で、オリーブや大豆に多く含まれる。オレイン酸は体内で酸化されにくく動脈硬化や胃潰瘍、便秘、老化などの予防効果が期待できる
(3) 飽和脂肪酸：肉類や乳製品などに多く含まれている脂質で免疫機能亢進や体力増強作用などがある。過剰摂取で悪玉コレステロール（LDL）や中性脂肪が上昇、心・血管障害やアレルギー疾患が起きやすくなる
 ＊網掛け部は魚類（マグロ、サンマ、アジなど）と動物由来の脂質

いことから健康食品の原材料などとして使用され、その効果・食効を謳ったトクホや「いわゆる健康食品」がいくつも販売されています。しかし、その広告・宣伝のほとんどが「○○に良い、効く」というもので、安全・安心して摂取するための情報が大きく不足しているものです（115ページ表㉘参照）。このようなアンバランスで企業の都合のよい情報・資料だけを取り上げた良いことずくめの宣伝・広告（多くが関連の法律に抵触）に惑わされて多量に、また長期間の摂取や同じ成分を含む食品を同時に多量に食べないように注意する必要があります。ちなみに、健康食品とは本来健康な人が健康管理やQOLの改善のために適量を摂取・利用するためのもので、医薬品や医薬品的な効果を期待して多量に摂取することなどは絶対にしてはいけません。

■妊娠・授乳期における注意点、留意事項

　胎児は胎盤を介して母体から必要な栄養素や酸素などを受け取っていますが、母親の血中の食物アレルゲンも胎盤を通過して胎児に移行していきます。そのため、一昔前までは、アレルギー素因を持っている場合は妊娠中の食事制限が子どものアレルギーを予防する効果があると信じられていました。しかし、妊娠期の食事制限はアレルギーの発症を防ぐことには繋がらないことが近年明らかになり、今日では産科・婦人科医の多くがバランスの良い食事の摂取を推奨しています。ただし、胎児の免疫機能が発達し始める妊娠8カ月以降のたんぱく質や脂質の必要量を超えた摂取は、母子ともに健康を害する危険性があるので控える必要があります。また、妊娠期の適度な運動や心身の休養・安らぎは胎児の順調な発育に繋がるので、医師などのアドバイス、援助を得て積極的にすることです。

　出産後も母親が取り込んだアレルゲンや脂質は乳汁中にも排出されるため、母乳を飲むことで乳幼児がアレルゲンにさらされアレルギーを発症するおそれがあります。ほとんど影響はないという意見もありますが、授乳期におけるたんぱく質や脂質の過剰な摂取も控えた方が良いと考えられて

います。

　いずれにしても、乳幼児期の食物アレルギーは早ければ生後２～３カ月頃には現れてきます。その原因食品のほとんどが卵と牛乳（19ページ表④参照）です。これらの食品は心身の発育・成長に不可欠な栄養素に富む食品ですが強力なアレルゲンを含むことから、消化器官や免疫機能が発達する６カ月以降から与え始めるのが無難であるといわれています。また、刺激や灰汁の強い食品も同様に控えるべきです。母親がこのようなことに気をつけて生活するだけで、胎児期や乳幼児期におけるアレルギーの発症リスクの低減が期待できることになります。

　そのほかに育児をするうえで気をつけなければならないことは、皮膚の衛生管理です。とくに、乳幼児の皮膚は柔らかく、その防御機能も不完全なものです。そのため、口の周りや肌に付着した食品・食成分やハウスダストなどが侵入する危険性は高く、食後の口周辺や皮膚の洗浄・清拭、室内の清掃・衛生確保のためのケア・管理はまめに、また皮膚の摩擦や日光浴は適度に、よだれや食べ物など衣類が汚れた時はその都度交換することです。

　このように食物アレルギーから胎児、免疫系や消化器系の機能が未発達な幼児を守るために注意・配慮しなければならないことはたくさんあります。食事はとくに重要で、母子ともに栄養バランスの良いものを、また添加物や調味料などを少なくした料理をつくり、必要量を食べる・食べさせることです。

　さらに可能であれば、食事の内容や摂取状況、また症状が現れた場合は発現部位や消失までの時間などについて詳細な記録を取っておくことです。このような記録は専門医の治療を受ける時だけではなく、将来にわたり適切なアレルギー対策を考え、実行するための貴重な資料になります。

　表㉚に妊娠・授乳期の摂取が良いとされる食品と注意すべき食品、摂取時の注意点などについてまとめました。妊娠・授乳期における食事は母親だけでなく胎児や乳幼児の発育、健康状態などにも大きく影響を与えるものです。とくに、強力なアレルゲンを含む特定原材料・食品の摂取には注

表㉚　妊娠・授乳期に良いとされる食品と注意すべき食品、その理由

必要な量は積極的に摂取した方が良い食品	多くは摂取しない方が良い食品
・米－ただし、餅米やササニシキ、コシヒカリなど粘りの強い（アミロペクチン量の多い）品種は避ける ・乳製品、卵、鶏肉、赤身の肉類、脂身が少ない白身魚など－加熱して消化しやすくしたもの ・根菜類、海藻類、芋類－灰汁が強いものは湯がくなどの前処理をする ・精製していない砂糖類、塩類（砂糖キビや甜菜糖や天然塩など）－ミネラル量が多いが、取り過ぎないこと ・長期熟成の味噌や醤油、麹、みりんなど－たんぱく質がアミノ酸までに分解されたもの	・脂質や糖分が多いケーキやクッキー、ナッツ類、豆類、ゴマ、魚卵、魚や肉の脂身の多い部位－アレルギーが起きやすい体内環境になる ・辛味・刺激が強いカレーやキムチ、唐辛子、豆板醤など ・餅米、玄米・粘りが出る雑穀－アレルゲンを多く含む ・アルコール飲料、コーヒー、紅茶、緑茶、ジュース、コーラなど ・果物類－糖分が多く、アレルギーが起きやすくなる ・加工食品－さまざまな食品添加物や特定原材料が含まれている

意を払い、偏ることなく多くの食材を使った料理からバランス良く栄養を摂ることがアレルギー児をつくらないためにも重要なことです。

■離乳時の注意点

　離乳時期をいつにするかは誰もが悩むことで、いろいろな意見・見解が示されています。最近では生後2〜3カ月という早い時期から希釈した果汁や野菜スープなどを与え始めることも行われているようです。
　しかし、乳幼児の消化・吸収能や免疫機能が発達して食品や微生物などをうまく処理・対応できるようになるまでには生後半年程度が必要と考えられていることから、6カ月頃を目安にして離乳させるのが理に適っていると考えられます。

離乳食の基本としては、以下の5つが挙げられます。
　①消化の良い抗原性が低い野菜・根菜類（白菜、小松菜、カブ、ダイコンなど）を灰汁抜き・うらごしなどの前処理をしてつくったスープ、穀類のおもゆやおかゆなどをさらに薄めたものなどから始める。
　②最初から一度に多くの抗原（食品）に接触しないように食材をいくつか選定、また連続して何日間も同じものを与えない。
　③白身の魚は十分に加熱して少量を与え、アレルギーがでないようであれば6カ月頃から利用できる。
　④強い抗原性を持つ卵、牛乳、小麦などの特定原材料に指定されている食品は十分に煮炊きしたものを、消化器官や免疫機能が十分に発達する生後10カ月以降を目安に与え始めるのが良い。
　⑤離乳食の受け入れ状況や日々の健康状態などを観察しながら、焦らずに少しずつ与える量を増やす。
　また、必要以上のたんぱく質や脂質を与えること、利用しやすい特定原材料や食品添加物をいくつも含む加工食品を生体諸機能の働きが十分でない乳幼児に頻繁に与えることなどは、健康危害に繋がるおそれがあるので注意が必要です。

■食生活以外でアレルギー予防や症状の軽減に役立つ方法

　食物アレルギーは主に食品たんぱく質・アレルゲンに対して免疫系が過剰に反応したことで起きる病気ですが、その時々の心身の状態がアレルギーの発現や現れる症状の程度などに複雑に係わってきます。このように食物アレルギーは、特定の食品だけではなく、日々の体調や精神・神経状態などが大きく係わって発症します。
　現代社会はストレス社会といわれるように、われわれは日常生活を通じてさまざまなストレッサー（ストレスの原因になる物事・事象）の影響を、認識するしないにかかわらず絶えず受けています。その結果、個々の機能だけではなく身体全体の調整を行う恒常性（健康状態を保つための）機能

までもが混乱・異常な状態に陥り、アレルギーを起こしやすくなると考えられます（128ページ「組織・臓器間の連携の乱れが食物アレルギー発症リスクを高める」参照）。このような状態を回避・軽減するにはその日のうちに心身の歪みを解消・軽減することが重要で、アレルギー対策の大きな柱にもなるものです。

　表㉛に心と身体のリラックス、蓄積した疲労の回復に良いといわれている方法とその概要をまとめました。近年、笑いが生体諸機能に良い影響を与えていることが科学的にも証明されつつあります。そのメカニズムは、笑いや笑顔になることが自律神経系の緊張や乱れを解消するとともに、腹から笑うことで腹筋が躍動して呼吸量や血流量が増加、また同時に腸の働きも良くなり、日々のストレスで低下した諸機能が回復・活性化するというものです。笑うことが脳をはじめとする諸臓器・組織を活性化し、ハッピーホルモン（エンドルフィン）などの分泌量増加や自然免疫系に属するNK（ナチュラルキラー）細胞の活性化、食物アレルギーの制御に係わる腸管免疫系の機能亢進や回復などに繋がると考えられています。また、笑いは老化防止、肌の張りや艶の維持にも良い影響を与えるとする報告もあります。

　このように笑いは脳や精神・神経機能の回復・修復にも有効であることから、精神面の障害を持つ人や膠原病のようなアレルギー性疾患の治療やリハビリなどに笑いを取り入れている医療機関が、国の内外を問わず近年増えてきています。笑いはいかなる医療にも勝るものであることを、難病である膠原病を愛と希望の心を持ちながら笑いの力で克服したノーマン・カズンズ氏は証明しています。彼は「笑いとは積極的、肯定的な気持ち、生への意欲を持つことの1つの象徴である」（『笑いと治癒力、続・笑いと治癒力―生への意欲』岩波書店）と述べています。

　健康を維持して病気の発症リスクを低下させるうえで重要なことは食生活の見直し・改善とともに、神経・精神面でリラックスし、その安定、強化を図ることです。表に示した方法のほかにも健康維持・管理法に関する書物は多数出版されています。興味があり楽しく長く続けられそうなもの

表㉛　心身の状態を安定化させる方法例

笑　い	作り笑いでもよいが、できれば1日1回は大声で心から笑う
入　浴	ぬるめのお湯（38～39℃）で10～20分程度。好みのアロマオイルを加えても良い
趣　味	読書、音楽・映画鑑賞、山野散策、野鳥観察、旅行など
軽度な運動	ラジオ体操、サイクリング、ジョギング、水泳など
散　歩	楽しい気分でゆっくりと、暑さ寒さが緩和された時間帯にできれば毎日20～30分程度
頭皮のマッサージ	頭頂部から両手の指腹を使い頭頂から後首部の生え際まで繰り返し軽く刺激する
肩甲骨の緊張緩和	肩甲骨下部を軽くもみほぐしながら、もんでいる側の手を斜め上に上げて前回しを10回、次いで後方に10回程度大きく回転させる。これを1セットとして朝夕行う。頚部、手足なども同時に行うと良い

を選び、実践することをお勧めします。

　次項では合氣道を通じた心身の健康管理、維持・回復や増進の仕方、ものの見方・考え方などについて取り上げました。興味があること・必要なことは日常生活の中に取り入れて、ゆったりと暮らすことです。

■合氣道による心身の鍛練とアレルギーの予防・改善作用

・合氣道とは

　合氣道は勝敗に囚われることなく自己を成長させることを目的にした武道です。相手を思いやり、また互いの違いを認め敬いながらともに成長を目指すものであるため、「和の武道」ともいわれています。このような相手や周りに敬意を払い、またどのような時にも自らのすべてを受け入れ感謝する心を育てるための訓練・稽古を反復して行うことで、心身機能に良い影響を与える源になる「愛の気＝（合氣）」が出せるようになってきます。

このもともと誰しも持っている「愛の気」は、そのような意識を反復継続することでさらにパワーアップし、心身の調和状態を維持しつつさらに増進すると考えられます。このような理念・信念を持ち、著者の1人（山本）が合氣道を通じた心身の鍛練を子どもたちと行っています。

以下、現在実践している稽古の概要及びその根拠となる理論・考え方などを紹介します。

・心身のリラックス法

今日では合氣道の練習に日々の暮らしの中でほとんどすることがなくなった正座とともに呼吸法を取り入れています。正座することははじめのうちは苦痛を伴うものですが、継続して練習していると次第にその状態を維持することのできる強い心とともに集中力が培われてきます。

次に正座した状態で呼吸をゆっくりと深くし、頭で考えないように意識を臍下丹田（漢方で言うへそ・臍の下当たりのことで、全身の精気が集まるとされているところ）へ持っていくようにすると、だんだんとリラックスできるようになってきます。

このような状態を続けることで交感及び副交感神経から成る自律神経系が安定し、次第に身体が暖かくなってきます。

都市化や社会構造・組織の複雑化・多様化などが急速に進んだことで、多くの人が強い精神的ストレスを感じながら日々暮らしています。このような自律神経系のアンバランス（交感神経系＞＞副交感神経系）な状態が時として心身の恒常性を担う臓器・組織の機能異常や相互間の情報交換・連携に乱れを引き起こし、食物アレルギーやその他一部のアレルギー性疾患、代謝障害性疾患などの病気を誘発すると考えられています（129ページ図⑲参照）。

リラックスすることは心身機能の乱れを解消し、もとの元気な状態に回復させてくれるものですが、リラックスと気抜けの状態を混同している人が多いように思われます。本当のリラックスとは全身の無駄な力は明らかに抜けているが、自分の持っている氣（東洋医学でいうエネルギー、活力）

はしっかりと出ている状態のことです。
　この違いを身体で覚えることは重要で、そのための訓練になる「（氣）気のテスト」を毎回実施しています。その方法は、立っていても座った状態でも意識して気持ちを臍下丹田へ集中させ、自信を持って「できる」と強く思うことで、不意に押されてもふらつくことなくいられるかどうかを見るというものです。このような方法による訓練を根気よく繰り返すことで、リラックスした状態を自然につくりだせるようになり、自分にとって好ましくない習慣や癖、心身の乱れた状態を認識でき、そして改善・是正することができるようになってきます。

・「ワンネス」の意識

　合氣道という武道は、戦うのではなくお互いを高め合いともに発展するという向上精神を重視します。また、自分に克つために肉体と精神を鍛えるだけではなく、潜在的な能力を引き出し、さまざまな場面でうまく使えるように練習するためのものでもあります。そのため稽古はすべてが繋がって1つであるという考え、「ワンネス」のもとに行います。
　継続して稽古することで身体をバランスよく使えるようになると、それに相応して心のバランスも良い方に向かい、結果的に心身ともにバランスが取れた状態になってきます。同様に、心を積極的に正しく使うように意識することで、肉体も正常を保つ方向に向かいます。
　このような肉体的・精神的に充実した状態は健康を維持管理するうえでも重要で、また諸機能の歪みを是正・回復させることにまで繋がってきます。実際に素直に練習を続けることで精神面にトラブルを抱えていた子どもの状態が少しずつ良い方向に向かい、アトピーなどの疾患が改善し始めた例もあります。すべてが簡単に解決するというものではありませんが、相手と気を合わせる訓練をするなかでさまざまな心の気づきを得ながら、肉体的な面においても良い方向へ向かっていくと考えています。
　合氣道の稽古を通じて、すべてへの感謝の心の大切さも伝えています。周りの人、さまざまなもの、心身機能の維持に必要なさまざまな食品、そ

して普段ろくにメンテナンスもしないで何げなく使っている自分の大切な身体に対しても、きちんと感謝の気持ちを持って生きることです。このようにすることが、ワンネスという意識から見ても、免疫力が高まり、心身ともに調和のとれた状態で過ごすことができると考えられるからです。

■組織・臓器間の連携の乱れが食物アレルギー発症リスクを高める

　身体を構成する60兆個もの細胞は、単独ではなく類似した性質や機能を持つ者同士が集まって組織、臓器・器官系を形成し、相互にいろいろな方法・手段を用いて情報交換を行いつつ生命維持や健康状態を保つために協調・協働して活動しています。この情報交換網に混乱・異常が生じるとさまざまな病気が現れてくることになります。食物アレルギーも単にアレルゲンが体内にあるということだけで発現するものではなく、免疫系や関連する組織・臓器機能、相互の情報網の乱れが係わっていると考えられています。

　図⑲にアレルギーの発症と制御に係わる臓器・器官系、相互間の情報伝達に係わる物質について概略を示しました。免疫系は神経系や内分泌系、消化器官などと連携・協調して生体防御・健康維持のために大きな役割を果たしています。これらの組織・臓器はサイトカインやホルモン、化学伝達物質などの生理活性物質を相互に分泌、また全身を巡る細胞から情報を受けるなどして身体の恒常性を維持するなど、身体を最も良い状態に保てるようにしています。しかし、何らかの負荷、影響を受けてこの組織・臓器間の連携に乱れや異常が生じると、アレルギーなどの病気が発症すると考えられています。

　今日、多様化・複雑化した社会や生活環境などに適応できずに不安を訴える人や、精神・神経系に異常が見られる人などが年々増加しています。なぜなら、われわれの身の回りには交感神経を強く刺激・興奮させる怒りや不安、恐怖など精神的な大きな負荷に繋がる事象はいくらでもあるから

図⑲　組織・臓器間の連携（身体の恒常性維持のためのクロストーク）

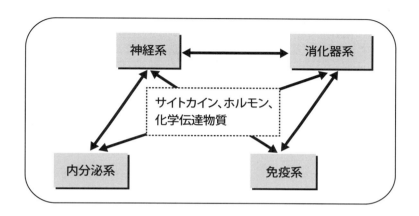

です。ストレスが負荷されると神経系の興奮だけにとどまらず免疫系や消化器系などの機能も異常・混乱状態に陥り、時にはアレルギー（様）の症状が現れることがあります。

　たとえば、青魚が嫌いな人が食事中に青魚が入っていると知った瞬間に発疹が全身に出現するとか、感情が高ぶった時に痒みや胃の不快感・痛みを感じる時などです。また、反対に精神的な安らぎや満足感・達成感などが得られた時は、異常に陥っていた諸機能が回復・修復してアレルギー症状などが快方に向かうことがあります。

　合氣道による心身の鍛錬でアトピー体質の虚弱な子に見られたアレルギー症状が軽快したこと、転地療法やリラクゼーションなどに伴い心身異常の改善が見られることなどがその良い例です。さらに、稀な例かもしれませんが、患者が自分の免疫細胞ががん細胞を攻撃している情景を強くイメージする（心の中で思い描く）だけで、低下していた免疫機能が回復・活性化し、不治の病から生還したという医療機関からの報告もあります。

　今日のような高度・複雑化した社会構造や人間関係などを通して日々受ける心身的な負荷は、一昔前とは比べものにならないほど強大化・多様化

しています。とくに、神経・精神的な強い疲労や不安を抱えている人は増加の一途をたどっています。このような状態が継続すれば、さらに多くの人が健康を害することは明らかです。

日々の暮らしや生存環境、社会構造・様式などは今後より複雑化、悪化することがあっても、改善・是正や明瞭化・単純化されることなどはほとんど期待できません。自らの健康を確保するためには国や事業者などに過大な期待を抱いて待つのではなく、積極的に自己防衛することが益々重要なことになってきます。自らに備わっている機能が常にうまく働けるように、可能な限り日々研鑽・努力することです。

心身機能の安定・健康を得るための方法は前述の例のようにいくらでもあります。興味があり長く続けられそうなことを2つ、3つ見つけ出し、ゆっくりと楽しみながら、1人で、また気心の知れた者同士で励まし合いながら続けるなど、どのような形であれ実行することです。

■アレルギー（様）の症状が現れた場合の対処法

食後直ちに軽度な痒みや発疹などの症状が限局的に見られるだけであれば慌てることはありませんが、全身のじん麻疹やめまい、おう吐、息苦しさ、動悸などの比較的強い症状（28ページ表⑧-2の中程度以上）が現れた時は直ちに救急車を要請すべきです。また、症状は軽くても反復して出現するような時には、できるだけ早い時期に専門の医療機関を受診、治療や再発防止のための指導・アドバイス、指示などを受けることです。

食物アレルギーはいろいろな原因が係わり合って発症する多因子性で、複雑な病気です。よく知られたアレルギー症状が現れる即時型の典型的なものだけではなく、食品との因果関係が捉えにくく、また倦怠感や便秘、肌荒れなどアレルギーとは考えにくい症状が現れる成人型の食物アレルギーも最近では増加する傾向にあります。このように食物アレルギーは現れる症状、その強さや発現部位、消失までの時間経過、原因（可能性があるものも含め）食品などさまざまです。そのため、とくに既往歴者やアレ

ルギーが懸念される人は日頃から食事の内容やその時々の体調などに関して詳細な記録を取っておくことが重要です。適切な治療・処置を受け、また原因食品を特定して再発防止策などを考えるための有用な資料になります。

　食物アレルギー患者が増加したことで、国や地方自治体、関連の学会、団体などが典型的な食物アレルギーについての具体的な対処方法を、それぞれのホームページや刊行物などで紹介しています（それぞれのアドレスなどは参考資料に掲載）。このうちのいずれかの資料を手元に置いて、いざという時の備えを必ずしておくことです。

あとがきにかえて

　食物アレルギーは有害物質から身を守るために備わっている生体防御・免疫系が通常は異物とは認識しない食成分・主にたんぱく質に過剰に反応して起きる病気で、近年患者が急増しています。また、その発症に生活習慣や労働環境、遺伝的素因、その時々の体調などの多様な要因が複雑に係わっていることから食物アレルギーは生活習慣病、あるいはそれに類する病気と位置づけられています（日本成人病予防協会の資料、中本真理子らの文献など）。

　今日、食物アレルギーは社会問題化するほど多くの患者が発生している病気です。しかし、アレルギー疾患の中で調査・研究が最も遅れているといわれる分野です。そのため、専門医も大変不足し、また多くの医療機関が未だに除去食を基本に対症療法を治療や処置の中心に据えています。このような状況を招いた原因は、多因子性の疾患である食物アレルギーの基礎及び臨床研究が未解明な点が多い免疫学を中心にして進められてきたことにあると捉えることができます。

　たしかに、生体防御の核心に迫る免疫学をもとに新薬や治療方法などに関する開発や研究を行うことは、研究者や企業にとっては大きなメリットがあり、大変魅力的なことかもしれませんが、研究の進展は見られるものの未だに患者や消費者が恩恵を受けるまでには至っていません。そのため、的確な医療が受けられている食物アレルギー患者はそれほど多くいるとは考えられず、また多数いると推測されている潜在患者や患者予備群の多く

はこれといった指標や対策もなく日々暮らしていると思われます。
　このような状況を解消するためには、多くの専門医を養成することはもちろん、患者や消費者・国民が食物アレルギーに関する知識・情報を持ち、積極的に医療に参加する必要があります。患者・国民がそうすることで医師や看護師、薬剤師、栄養士など医療担当者との相互理解・信頼感が醸成され、相互に協調・協働できる関係ができてきます。そして両者間に良い関係が築かれることで医療の質が高まり、効率的・効果的な治療や病気の予防に繋がっていくことは明らかです。
　このような患者・家族と医療関係者との良好な関係を構築することが良質の医療を確保するための前提条件であることは、医療の先進国である欧米諸国ではすでに広く認識され、医療現場で実践されていることです。わが国でもかつてその重要性を認め、地域ごとに医療の充実を目指しましたが、残念なことに中途半端な状態でいつの間にかトーンダウンしていきました。その原因は国のPR・情報提供や説明の不足だけではなく、国民の知識・認識・理解不足によるものであったことは明らかです。
　今日のように複雑化・多様化しリスク要因が至るところにある社会で、危険を回避して健康で快適な消費生活を営むためには、情報・知識は必須のもので、消費者・国民も積極的に必要な情報を得るための努力をすべきです。また、必要な情報を得るためには国民が一致団結して国や企業に保有している情報の開示・提供を強く迫ることです。国や企業は、自らの利益に反するものや立場を危うくするような情報は、消費者の食の安全確保に重要なものであっても、決して進んでは提供しないと考えておく必要があります。
　今日、食品表示は消費者が安全に食べるための情報としてはあまりにも心許ないものであることは、本文で幾度も示しました。食品表示制度の目的は食品の生産・加工製造から販売に至るまでの経緯などを消費者にわか

りやすく正確に伝えることにあります。しかし、表示の例外規定をいくつも設け、また健康を害するおそれがある成分・物質であっても記載が求められないものがいくつもあるなど、表示からその内容を読み取れないことがいくらでもあることが大きな問題です。

　国は食品表示が食品を正しく選択し安全に食べるための唯一無二の情報源であることから、食品表示法を新たに制定、表示内容の見直し・追加などを行う予定にしています。しかし、この法律が施行されても情報の量・質が大きく高まったと評価できるものではありません。なぜなら、消費者の安全確保軽視の象徴ともいえる表示記載除外の多く、食物アレルギーの原因になる多数の食品添加物やアレルゲンを含む食品に関する情報の取り扱いや提供のあり方などについては放置されたままであるからです。また、何よりも一義的に国民の安全を確保すべき国が、消費者よりも企業・事業者の立場や意見を擁護、代弁するような言動・姿勢を未だに変えようとはしていないと感じられるからです。

　食物アレルギーの増加は食の現状や今日の医療のあり方などについて考える良い機会を与えてくれることになりました。幸いにして食物アレルギーに関する情報・資料は、国がすでに30年以上も前から生活習慣病（成人病）を予防するための取り組み（国民の健康づくり対策や健康日本21）を継続的に実施していることから、その結果とともにすでに多くの資料が公表されています。また、多くの研究機関からも関連する情報が多数発信されています。このような情報・資料の中から自らが必要とするものを見つけ、学ぶことは容易にできます。ただし、食物アレルギーはこれまで国が対象としてきたがんや脳・血管障害などの生活習慣病とは多少趣が異なる病気であるため、そのままでは利用できないものがあるかもしれません。しかし、地域の医療担当者の援助・協力があれば、これらの調査・研究資料や関連情報は、食物アレルギーの予防及び治療を受けるために十分活用、

応用できるものになることは明らかです。また、患者や家族、消費者がこのような知識・情報をもとに医療関係者との良好な関係を築くことができれば、信頼して医療を受けることができるため、治療や予防に取り組む姿勢も大きく変わってきます。

　食物アレルギーは多因子性の病気であるために、すべての人が画一的に対応すれば事足りるというわけにはいきません。消費者の１人ひとりが自らの食事や運動、休養などの問題点や課題を見つけだし、自らの生活リズムに合うように修正・改善していく必要があります。また、食品は一生涯摂り続けなければならないもので、健康に良いと推奨されている食品でも選択や調理・保存方法、摂取量や時期などが不適切であれば健康を害する原因にもなりかねません。そのため、食品の良し悪しや自分にとって今必要なのか不要なのか、必要であればどの程度が適量なのかなどを的確に判断するための情報を収集・蓄積するなどレベルアップを図るための努力を続けることです。さらに、食品の持つ機能を十分に利用できるように、生まれながらに持っている諸機能が常に活動できる状態にしておくことも重要です。

　このような努力を消費者・国民がいくら重ねても、食の害から身を守れないことがあります。端的な例は、食品表示内容の記載ミスや欠落した製品、有害物を含む食品などが回収されることなく販売され続けたことで発生する健康危害です。このような不良・不適切で危険な食品による危害は、消費者・国民がいくら注意しても回避することは不可能なことで、企業及びその監視・監督、指導・育成に当たる国・地方自治体の倫理観や業・役務に当たる姿勢などにすべて委ねられることです。

　このような理不尽ともいえる健康危害を回避・軽減するためにも国民の１人ひとりが食に係わる多様な知識・情報を獲得し、国や企業の動向を注視しつつ納得できないことや不可解な点などについては積極的に質問・見

解を求めるなど、明確な意思表示ができる自立した個人になることです。
　さらに、獲得した知識・情報をもとに表示・広告内容の真偽、食品・商品の良し悪しや要・不要などを的確に評価・判断できる能力（リテラシー）を持つことです。このような成熟した消費者が多くなればなるほど、国や企業の考え方、国民への対応姿勢が大きく変わり、より安全かつ安心できる食品が生産、製造、販売される社会が到来することになることはたしかなことです。国民・消費者がこのようなことに全力で向かわなければならない理由は、食品が生命の源であり、現世代だけではなく子々孫々の健康、人類の存亡にまで多大な影響を与えるものであるからです。
　人間は尽きることがない「欲望」を満たすために「身の安全」を犠牲にするという無謀な行いを重ねてきました。食に関しても然りです。このようなことが限界に近づいていることを食物アレルギーの増加が物語っているように思われます。まずは食の現状を知るために、国や地方自治体が近年になって実施し始めたリスクコミュニケーション（消費者を含めた食に係わる利害関係者間での情報や意見の交換の場。詳細は各省庁のホームページから入手が可能）に参加するなど、食の安全確保のための取り組みや、国・企業の利益・経済優先主義、消費者の権利・食の安全軽視の現状などを肌で感じることから始めていきましょう。

■参考資料

＊海老澤元宏監修、食物アレルギーのすべてがわかる本、講談社、2014.5
＊食物アレルギーの基礎知識―麺類飲食業者のために―、全国麺類生活衛生同業組合連合会、2014.2
＊「学校生活における健康管理に関する調査」中間報告、学校給食における食物アレルギー対応に関する調査研究協力者会議資料、2013.12
＊東京都アレルギー疾患対策検討委員会監修、食物アレルギー緊急時対応マニュアル、東京都健康安全研究センター、2013.7
＊吉村昭彦、免疫反応を抑える細胞が作られる新たな仕組みを発見、http://www.jst.go.jp/pr/announce/20130121/
＊筋野智久ら、腸管慢性炎症性腸疾患におけるTreg,Th17,Th17/Th1,Th1細胞の産生誘導、競合性、可塑性に関する総括的検討、日本臨床免疫学会会誌、35（5）、p.399-411、2012.10
＊食物アレルギーひやりはっと事例集2012、科学的知見に基づく食物アレルギー患者の安全管理とQOL向上に関する研究、藤田保健衛生大学小児科 免疫アレルギーリウマチ研究会作成、2012.1
＊斎藤滋ら、制御性T細胞、制御性NK細胞から見た妊娠維持機構、日本臨床免疫学会会誌、35（5）、p.424-428、2012.10
＊斎藤博久、アレルギーはなぜ起こるか―ヒトを傷つける過剰な免疫反応のしくみ―第3刷、講談社、2012
＊食品表示一元化検討会報告書、消費者庁食品表示課、平成24年8月9日、同庁ホームページ
＊ぜん息予防のためのよくわかる食物アレルギーの基礎知識 第2版、独立行政法人環境再生保全機構、2012
＊独立行政法人理化学研究所、腸内環境のアンバランスが全身の免疫系を過剰に活性化―腸内環境の改善が自己免疫疾患の症状軽減や予防に役立つ可能性示す―2012年4月27日、同研究所ホームページ
＊消費者庁食品表示課、食品表示に関する消費者の意向等調査（Webアンケート結果）、同庁ホームページ
＊林隆也ら、特集：自己免疫疾患の新しい知見 総説 パターン認識受容体、日本臨床免疫学会会誌、34（5）、p.329-345、2011.10
＊堀口逸子、食物アレルギーにおけるリスクコミュニケーション、食品衛生研究、61（10）、p.17-25、2011.10
＊医療情報科学研究所編、病気がみえる〈vol.6〉免疫・膠原病・感染症、メディックメディア、2009.11
＊白川純ら、炎症性疾患としての肥満と栄養、栄養―評価と治療、28（3）、p.218-221、2011.8

* 池田彩子ら、ビタミンE同族体とその代謝産物のエイコサノイド産生抑制作用、ビタミン、85（9）、p.492-495、2011.9
* 久保亮治、皮膚バリアとランゲルハンス細胞の動態、日本臨床免疫学会会誌、34（2）、p.76-84、2011.4
* 大野博司、総説 特殊な腸管上皮細胞、M細胞の生物学、生化学、83（1）、p.13-22、2011
* 塩見一雄、魚介類アレルゲンの本体と性状、財団法人食品分析開発センターSUNATEC、http://www.mac.or.jp/mail/110301/01.shtml
* 福島友馬、成人食物アレルギー診断のポイント、アレルギーの診断と検査、Allergy News 1103-MO-162-1、2010
* 中村丁次ら編、食物アレルギー AtoZ—医学的基礎知識から代替食献立まで、第一出版、2010.11
* 中本真理子、保坂利男ら、食物摂取および生活習慣とアレルギー疾患との関連について、J Rehabil Health Sci 2010;8: 15-21
* 中川静紀ら、消費者食品安全学入門—食の安全確保と消費者の役割、合同出版、2010.8
* 宇理須厚雄総監修、柘植郁哉ら編、ぜん息予防のためのよくわかる食物アレルギーの基礎知識、独立行政法人環境再生保全機構、2010.8
* アレルギー疾患に関する3歳児全都調査（平成21年10月）報告書、東京都ホームページ、2010.4
* 海老澤元宏、「牛乳アレルギーの最新治療法」正しい知識で成長に必要な栄養を摂取、メディアミルクセミナー、2010.3
* 野間剛、ヘルパーT細胞パラダイム：Th17細胞とTreg細胞による疾患形成と制御、日本臨床免疫学会会誌、33（5）、p.262-271、2010.10
* 松下貴史、制御性B細胞と自己免疫性疾患、日本臨床免疫学会会誌、33（5）、p.234-241、2010.10
* ジョー・リーら（有田誠訳）、パターン認識受容体を介する炎症と慢性疾患リスクの食事性脂肪酸による制御、栄養学レビュー、18（4）、2010.8
* 酒井重男、特集 最近研究された食品の機能性 日ごろの健康に寄与する機能性食品、食品と科学、52（11）、p.63-71、2010.11
* 山田秀和、自然史からみたアトピー性皮膚炎の考え方：Outside-Inside-Outsideストーリー、日本臨床免疫学会会誌、33（3）、p.118-125、2010.6
* 消費者庁編、アレルギー物質を含む加工食品の表示ハンドブック（事業者向け）、同庁ホームページ、2010.3
* 築場広一、レギュラトリーB細胞、日本臨床免疫学会会誌、32（3）、p.135-141、2009.6
* 消防機関における自己注射が可能なアドレナリン（エピネフリン）製剤の取扱いに関する検討会報告書、総務省消防庁、平成21年8月

* 神奈川芳行、食物アレルギーの原因物質等の実態把握と情報提供のあり方に関する研究—食品表示におけるリスクコミュニケーションの視点から、http://www.repository.dl.itc.u-tokyo.ac.jp/dspace/bitstream/2261/36103/1/h21_kanagawa.pdf
* 海老澤元宏ら、厚生労働科学研究班による食物アレルギーの診療の手引き2008、同検討委員会編、2008
* 松田幹ら、食品アレルギー：研究の進歩と今後の展望、ネスレ栄養科学会議、2008.9
* 今井孝成ら、厚生労働科学研究班による食物アレルギーの栄養指導の手引き2008、同検討委員会編、2008
* 石井保之、免疫制御機構を利用したアレルゲン特異的Immunotherapy、日本臨床免疫学会会誌、31（5）、p.392-398、2008
* 小村一浩、紫外線による免疫制御、日本臨床免疫学会会誌、31（3）、p.125-131、2008.6
* 宇理須厚雄総監修、ぜん息発症予防のための知っておきたい食物アレルギー基礎知識 第2版、独立行政法人環境再生保全機構、2008
* 中川静紀、新感覚で使おう健康食品—安全・有効利用のためのAtoZ、食品化学新聞社、2008.3
* 矢田純一、臨床医のための免疫キーワード110 改題第2版、日本医事新報社、2004.7
* 扇元敬司、わかりやすいアレルギー・免疫学講義、講談社、2007.4
* 桐野実緒ら、口腔アレルギー症候群 up-to-date、医学のあゆみ、216（5）、p.406-409、2006.2
* 戸塚護、腸管免疫系：アレルギーあるいは免疫寛容の選択的誘導部位としての役割、Foods Food Ingredients J.Jpn.,Vol.210,No.10,2005
* 春日雅人編、生活習慣病がわかる 糖尿病・動脈硬化をはじめとする各疾患の分子機構と発症のメカニズム、羊土社、2005.9
* 日本小児アレルギー学会—食物アレルギー委員会編、食物アレルギーによるアナフィラキシー学校対応マニュアル—小・中学校編、財団法人日本学校保健会、2005.4
* 長谷川稔、特集：自己免疫疾患の病態形成に関わる細胞・分子と臨床応用、B細胞、日本臨床免疫学会会誌、28（5）、p.300-308、2005.11
* 田中聡ら、特集：自己免疫疾患の病態形成に関わる細胞・分子と臨床応用、制御性T細胞と自己免疫疾患、日本臨床免疫学会会誌、28（5）、p.291-299、2005.11
* 安部良、T細胞補助刺激による免疫応答制御、日本臨床免疫学会会誌、28（1）、p.21-32、2005.2
* 石川博通、腸管粘膜免疫とアレルギーの制御、アレルギー・アトピー性疾患――［Ⅲ］アレルギー性疾患の治療の将来展望、第126回日本医学会シンポジウム記録集、2004.6

* 中島裕史、Th2 細胞抑制でアレルギー疾患を治療する、Mebio、メジカルビュー社、21（5）、p.6-13、2004
* 斎藤博久、アレルギー疾患発症に影響する遺伝子はこれだ、Mebio、メジカルビュー社、21（5）、p.20-24、2004
* 烏山一編、キーワードで理解する 免疫学イラストマップ、羊土社、2004.3
* 中川静紀、講座 暮らしと安全（31）バイオ食品の現状と課題——特に、食の安全性に関して、日本家政学会誌、55（3）、p.233-245、2004
* 中川静紀、平田倫子、右田尚子、井手智子、川村友美、有田政信、バイオ食品の現状と展望、New Food Industry、46（1）、33、2004
* 水嶋丈雄監修、免疫力アップで心と体の病気を治す、主婦の友社、p.36-45、2004.8
* 笹月健彦監訳、免疫生物学——免疫系の正常と病理 第 5 版、南江堂、2003.10
* 厚生労働省ホームページ（http://www.mhlw.go.jp/）
* 農林水産省ホームページ（http://www.maff.go.jp/）
* 内閣府ホームページ（http://www.cao.go.jp/）
* 消費者庁ホームページ（http://www.caa.go.jp/）
* 食品安全委員会ホームページ（http://www.fsc.go.jp/）
* 独立行政法人農林水産消費安全技術センター（FAMIC）ホームページ（http://www.famic.go.jp/）
* 財団法人食品産業センター食品事故情報報告知ネットホームページ（http://www.shokusan-kokuchi.jp/）
* 特定非営利活動法人日本成人病予防協会ホームページ（http://www.japa.org/）

■著者紹介

中川静紀 （なかがわ・しずとし）
- 獣医師（'71）、医学博士（広島大学、'80）
- 日本大学大学院 獣医学専攻科 修了（'73）
- 東京大学医科学研究所 研究生（'73～'74）、広島大学医学部研究生（'75～'80）、米国国立衛生研究所 - 客員研究員（NIADDK '81～'83）。
- 2001.1：製薬企業を経てアシスト設立（健康管理、教育研修コンサルタント）
- 2001.7～：日本タブレット（株）社外監査役
- 2002.4～2012.3：東京家政大学・大学院 非常勤講師（食品バイオテクノロジー、食品産業特論 担当）
- 日本毒性学会認定トキシコロジスト（'97～'12）、同学会 名誉トキシコロジスト（2013～）
- 所属学会：日本毒性学会（評議員）、日本臨床免疫学会

山本智子 （やまもと・ともこ）
- 薬剤師、心理カウンセラー［（財）メンタルケア協会、メンタルケアスペシャリスト］、合氣道 光氣会 会員
- 名城大学薬学部卒業
- 製薬企業を経て現在調剤薬局勤務のかたわら、子どもを対象にした合氣道教室を主宰（2002.4～）

二瓶敦子 （にへい・のぶこ）
- 管理栄養士（2013）、博士（学術）（東京家政大学、2013）
- 東京家政大学大学院 家政学研究科 人間生活学専攻 博士課程 修了（2013.3）
- フードコーディネーター、フードスペシャリスト、食生活アドバイザー、医薬品登録販売者資格取得
- ＮＰＯ国際薬膳協議会（理事）、日本栄養士会、東方医学会、食物アレルギー研究会、東京都社会福祉協議会所属
- 現在、株式会社テンダーラビングケアサービスの食に関する責任者として、同社が運営する保育施設の給食管理を中心に指導、助言にあたる

食物アレルギーは生活習慣病
──家庭でできる予防と養生

2015年3月25日　第1刷発行

著　者	中川静紀＋山本智子＋二瓶敦子
発 行 者	上野良治
発 行 所	合同出版株式会社
	郵便番号 101-0051
	東京都千代田区神田神保町 1-44
	電話 03（3294）3506　FAX 03（3294）3509
	URL http://www.godo-shuppan.co.jp/
	振替 00180-9-65422
印刷・製本	株式会社シナノ

■刊行図書リストを無料進呈いたします。
■落丁・乱丁の際はお取り換えいたします。
本書を無断で複写・転訳載することは、法律で認められている場合を除き、
著作権及び出版社の権利の侵害になりますので、その場合にはあらかじめ小社宛てに許諾
を求めてください。

ISBN 978-4-7726-1229-6　NDC365　210 × 148
©Shizutoshi NAKAGAWA ＋ Tomoko YAMAMOTO ＋ Nobuko NIHEI, 2015

【健康と食育を学ぶ・考えるシリーズ】

学校給食アレルギー事故防止マニュアル

先生・親・子どもとはじめる危機管理

赤城智美[著]

保育園・幼稚園・学校現場・家庭、必携。食物アレルギーのある子どもを守るために必要な危機管理と対処法。

■1100円／A5判／96ページ

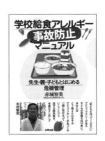

アトピー・アレルギー克服応援ブック

必ず道が見つかるアドバイス

**NPO法人
アトピッ子地球の子ネットワーク**[著]

アトピー・アレルギーの基礎知識、上手なつきあい方、ライフスタイルにあった治療法などをわかりやすく解説。

■1300円／A5判／200ページ

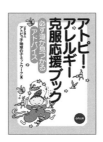

●別途消費税がかかります。